DOJIN
SENSHO

83

食品添加物はなぜ嫌われるのか

食品情報を「正しく」読み解くリテラシー

畝山智香子 著

まえがき

前著『ほんとうの「食の安全」を考える―ゼロリスクという幻想』を二〇〇九年一一月に出してから約一〇年が経ちました。この本は幸運にも多くの方に歓迎され、大学のテキストとして使っていただくこともありました。本書の内容も同様に、食品中化学物質のリスクに関連する国内外の話題の解説を試みたものです。題材として取り上げたのは比較的新しい海外の話題が多く、前著の続編と考えてもらってかまいません。

前著のまえがきに

残念ながら食品の安全性の分野においては、大手新聞やテレビ局を筆頭にメディアの発信する情報は間違ったもの、背景説明が不十分なために誤解を招くもののほうが多いというのが現状です。インターネットや書籍などはさらに惨憺《さんたん》たる状況で、情報を積極的に集めようとする志の高い人ほど間違った情報に翻弄《ほんろう》されやすくなっています。

と書きました。状況はどう変わったでしょうか？

客観的数値は持ち合わせていませんが、一般向けの食品の安全性に関するまっとうな書籍は増えているように思います。食品添加物＝悪のような紋切り型の報道は、主要紙ではあまり見なくなったような気はします。一方テレビや新聞・雑誌の、いわゆる健康食品の広告が非常に多くなったと思います。そしておそらくここ一〇年ほどで最大の変化は、インターネットのソーシャルメディアの影響力の拡大でしょう。ユーチューブやツイッター、フェイスブックなどのプラットフォームを使った個人の情報発信が、既存メディアを脅かすほどの影響力をもつようになってきました。しかし個人が発する情報なのでその質を担保する仕組みはほとんどなく、フェイクニュースという言葉がすっかり定着しているように、虚偽や事実誤認も多いようです。SNSでは情報拡散のスピードも驚くほど速く、しかもデマのほうが刺激的で面白いのでより早く広く拡散すると報告されています。断片的な情報が、確認する余裕を与えないほどの早さで流れていく時代になりました。SNSはニュースを知るきっかけとしては優れたプラットフォームだと思います。もともと全体像がわかっている人が、情報の一部を更新するのに役立てるなら上手に使っているといえるのかもしれません。しかしそうでない場合はどうでしょうか。

本書で取り上げた話題の一つを断片的ニュース風にしてみました。


「新しい北欧食が地中海食と同じように健康的な食生活としてWHOに認められた」

「北欧諸国のフィンランドは食生活があまりよくないことで有名」
「新しい北欧食には有毒な植物が使われていることが論文で報告されている」
「新しい北欧食は欧米で人気急上昇中」

これら一見矛盾するものもあるニュースの見出しはどれも断片的な「事実」です。でもどれか一つを読んで、わかったと思ってしまうのは危険です。断片からは全体像がわからないし、それが断片であるかどうかすらわからないのです。これらがどう組み合わされるのかは本文を読んでみてください。そして本文で取り上げた内容ですら、おそらく一側面にすぎません。

食をめぐる問題は時代とともに変化する複雑なものです。本書がその複雑さの一端の理解につながることを期待します。

食品添加物はなぜ嫌われるのか◉目次

本文イラスト／畝山瑞穂

第1章

終わらない食品添加物論争

†食品添加物の過去と現在から食品添加物について考える

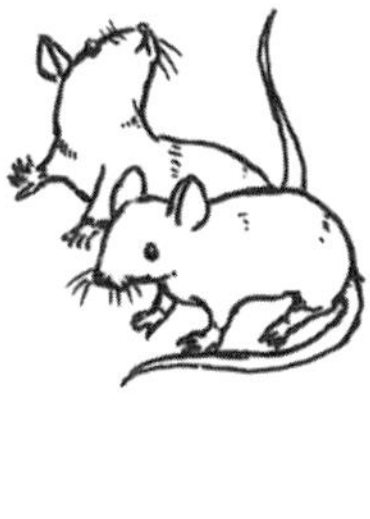

食の安全に関する各国の世論調査を眺めていると、消費者の食品添加物へのネガティブな意見は常に優勢です。しかし添加物が原因となる健康被害が確認されたことはほとんどなく、新たなものが認可され続けています。消費者は何に怯《おび》えているのでしょうか？　食品添加物の周辺を探ります。

一　食品添加物の安全性を測る

二〇一七年四月に、回転ずしチェーン「無添くら寿司」を運営する東証一部上場の「くらコーポレーション」（当時）が、ネットで批判的な書き込みをした人物の個人情報の開示を求めた訴訟で、東京地裁が請求を棄却した、というニュースが週刊誌や新聞で報道されました。

記事によると、平成二八（二〇一六）年三月、株式情報を扱う掲示板に、インターネットサービスプロバイダのソネットを利用する何者かによって「ここは無添くらなどと標榜《ひょうぼう》するが、何が無添なのか書かれていない。揚げ油は何なのか、シリコーンは入っているのか。果糖ブドウ糖は入っているのか。化学調味料なしと言っているだけ。イカサマくさい。本当のところを書けよ。市販の中国産ウナギのタレは必ず果糖ブドウ糖が入っている。自分に都合のよいことしか書かれていない」といった書き込みがあり、くら社が「自社の社会的評価を低下させ、株価に影響を与えかねない」として、ソネット側に個人情報の開示を要求していたとのことです。

しかし裁判長は「書き込みは、くら社側の違法性を指摘するようなものではない上、シリコーンや果糖ブドウ糖の使用の有無を公表していないのが事実だとしても、くら社が社会的に批判されるべきことではない」と、書き込みはくら社の社会的評価を下げるものではないと指摘しました。さらに、（1）書き込みはくら社の表示に対する問題提起であり、公益に関わる内容だ、（2）くら社は四大添加物（化学調味料・人工甘味料・合成着色料・人工保存料）以外の添加物の使用の有無はホームページなどで表示しておらず、書き込みは重要な部分で真実だ――などと認定、「違法性はない」と結論づけた、とのことです。

このニュースは、現在の日本の食品添加物をめぐるさまざまな論点を含む面白いものでしたが、ここで話題になった会社の企業理念がさらに驚くべきものでした。「食の戦前回帰」というものです。二〇一七年一〇月時点では、次のように記載されていました[1]。

「食の戦前回帰」。これは、添加物を含まない、素材そのものの味わいを求め、「食」が安心・安全だった戦前の食卓に戻ろう、という意味の言葉です。くら寿司では、お客様の健康を優先し、化学調味料、人工甘味料、合成着色料、人工保存料を全食材に一切使用しない「無添」に挑戦し、戦前の食卓の具現化を行っています。

この企業理念からは、食品の安全性を損なうものは食品添加物であり、食品添加物を使わなければ食品は安全なのだと考えているらしいことが伺われます。戦前は食品添加物がなかったので『食』が安心・安全だった」と主張しています。

これは非常に多くの事実誤認を含む文章ですが、「企業理念」として提示されているので単なる個人の思いつきを綴《つづ》ったようなものではないし、この会社の幹部の相当数がこれを正しいと考えているのでしょう。そして「そのとおり」だと、これに賛同する人たちも一定数いると思われます。こういう「食品添加物が悪」（安全性という意味でも安心という意味でも）だという認識はどこからくるのでしょうか？

食品への混ぜものの告発者

日本における「食品添加物」の定義は、食品衛生法という法律で、次のように定められています。

食品の製造の過程において又は食品の加工若《も》しくは保存の目的で、食品に添加、混和、浸潤その他の方法によって使用する物をいう。

食品衛生法は戦後の昭和二三（一九四八）年に施行されたものですから、戦前は「食品衛生法に定める食品添加物」が存在しなかったというのは、ある意味で事実かもしれません。しかしだから安全だった、とはつながりません。食品衛生法のような、食品を安全にするための法律は多くの国にありますが、その起源を少し振り返ってみたいと思います。日本の場合は第二次世界大戦前後でいろいろなことが一気に大きく変わっているため、なぜそうなったのかがわかりにくいので、そのあたりが比較的わかりやすい英米を見てみましょう。

●英国で行われた食品の顕微鏡観察

イングランドにおける食品規制の創始者と考えられているのは、アーサー・ヒル・ハッサル（一八一七〜九四年）です。彼は当時新しく発明された顕微鏡を使って、市民が何の疑いもなく飲んでいる水を最初に調べたところ、そこにはたくさんの微生物が存在しました。そして彼の関心は食べものに向かい、コーヒーを顕微鏡で観察すると、ライ麦や豆や焦げた砂糖を見つけました。ほぼすべての製品にいろいろな混ぜものが入っていて、それらは嘘の宣伝で素晴らしい製品として販売されていました。ハッサルはこの発見を新聞社などに送って発表したので、大きな関心を集めました。それに注目した人物の一人が、医学雑誌『ランセット』の編集者であるワクリーです。ワクリーはハッサルに、ロンドンで販売されている主要な食品や飲料の系統的調査をするよう勧め、その結果を『ランセット』に発表し続けました。最初の報告は一八五一年に刊行され、最後は一八五四年一二月で、四年間に渡って二五〇〇もの食品や飲料について報告されました。そして、たとえば砂糖三六検体中三五検体にはダニがいて、ミルクの半分以上は薄められていて、お茶の中にはまったく茶が入っていないものがあったこと、お菓子に使われている色素に高濃度の鉛が含まれていることなどを明らかにしました。この報告は商品を販売していた店の実名も記載されていたため、ワクリーとハッサルは激しい誹謗中傷を受け、一方メディアや市民は当然のことながら非常に怒り、一八六〇年の食品や飲料に関する最初の法律につながった、とされます。

ハッサルはのちに「全体的に、偽装が基本で純正品は例外だった」と書いているそうです。

●米国で制定された純粋食品医薬品法

米国食品医薬品局（ＦＤＡ）の歴史資料によると、米国の食品医薬品法が成立したのは一九〇六年です。この法の成立に大きな役割を果たしたのがハーベイ・Ｗ・ワイリー（一八四四〜一九三〇年）です。彼は三〇代で化学の大学教授になっていましたが、一八八三年に現在の農務省に入ります。彼の専門分野が化学だったので、職務の傍ら食品の純粋性を調べ続けました。当時の米国の市場に溢《あふ》れていたのは質の悪い、混ぜものだらけの、ときには危険ですらある食品でした。当時の食品は、たとえばハチミツはブドウ糖液で薄められ、オリーブオイルの中身は綿実油で、赤ちゃんをおとなしくさせるために販売されていたのはモルヒネ入りのシロップでした。ワイリーは混ぜもののされていない純粋な食品が販売されることを求めて、何度も議会に純粋食品法案を提出するのに協力しましたが、すべて不成立でした。そのためワイリーは一九〇二年に、化学物質や異物混入された食品の影響を人体実験する、健康な若い男性からなる自主的な団体Poison Squad（毒小隊）をつくります。その後支持者が集まり、最終的には一九〇六年の純粋食品医薬品法（Pure Food and Drugs Act）が成立し努力が実りました。ワイリーは政府の職を辞したあとも、政府の活動を監視する民間団体をつくって活動を続けます。彼は米国で盛んな消費者運動の創始者でもあるのです。

英国でも米国でも、食品にいろいろなものが混ぜられているという現実があり、それが顕微鏡や化学分析といった当時最新の科学技術によって明らかにされ、一般の人々に知られたことから広く社会的に問題が認識され、食品への混ぜものを禁止するような法律ができた、という共通点があります。この種の、経済的利益を得るために安価なもので水増ししたりする行為は、今でも行われています。ハチミツやオリーブオイルは今でも偽装の多い食品の代表格です（第6章参照）。食品偽装の古典的なやりかたと言っていいでしょう。このとき加えられていたのは、現在の意味での「食品添加物」ではないものがほとんどです。しかし食品に何かを加えるという意味をもつ「食品添加物」がよくないものに思える原点は、こうした歴史的経緯にもあるのでしょう。

ただしこれらの歴史から明らかなように、「昔は食品が純粋で安全だった」という主張は事実ではありません。じつは英米にも「昔は食品が純粋でよかった」という趣旨の主張をする人たちはいます。具体的な「昔」がいつの時代なのかは主張する人によって違うようで、ほんの少し前から、ときには石器時代まで遡ることもありますが、昔のほうが食べ物の質がよかったという根拠はありません。もし遠い昔は食品が純粋だったと思われるのだとしたら、その理由の一つは顕微鏡や化学分析の技術がなかったので、混ぜものを確認できず知らなかったということがあるでしょう。逆に現在では科学技術――おもに分析化学ですが――の進歩により、きわめて微量のものやごくごく小さなものまで検出できるようになったために、今まで気にしたことがないようなものまで心配の種になってしまうという現象が起こっています。

安全性試験

さてそれでは食品添加物の話に戻りましょう。

食品が本物で安全であることを求めた米国の純粋食品医薬品法では、食品に意図的に加えられるものは、安全で消費者をだましたりしないものであることを要求しました。そのため食品に加えるもの、つまり食品添加物に対しては、安全性試験が行われました。医薬品や食品の安全性をどうやって証明するのかというのも科学の研究分野ですが、これもまた黎明期からいろいろな試行錯誤を経て発展してきました。

一九六〇年代はラットやマウスの長期飼育が可能になり、生涯にわたって何かを食べさせた結果を調べることができるようになった最初の頃です。動物実験に使われる動物の系統が確立され、長期間感染症などにならずに飼育できる環境が整って初めて、発がん性試験などができるようになったのです。ラットやマウスなどのげっ歯類の寿命は二〜三年ですが、野生のラットやマウスがそんなに長生きすることはないでしょう。ペットとして大事に育てていても、ときには病気になったり怪我をしたりして早く死んでしまうことがあります。実験動物のように一度に大量を飼育する場合、衛生状態が悪くて感染症などになってしまうと一気に蔓延《まんえん》しますので、実験どころではなくなります。

動物での発がん物質の研究は、一九一五年、日本の病理学者の山極勝三郎らがウサギの耳にコールタールを塗擦し続け、世界で初めて人工的に化学物質でがんをつくりました。二〇一六年には、その研究の一〇〇年を記念して山極勝三郎の生涯を映画にした「うさぎ追いし[2]」が公開されましたが、そのなかで実験の苦労として描かれていたのは、実験に使っていたウサギがいろいろな理由で死んでしまうことでした。人間でも感染症で若くして死ぬことが珍しくなかった時代ではありますが、一世紀前は動物を長期間健康な状態で飼うこと自体が大きなチャレンジだったのです。それを克服して、ようやく安定した動物実験が可能になったのが、およそ半世紀前というわけです。現在のラットでの安全性試験の場合、二年間の発がん性試験をして、残っている動物が一定数に満たない場合には実験が成立したとみなされません。

さて、動物に発がん物質を与えるとがんができることがわかった、では動物で食品添加物の安全性を調べよう、ということになりました。最初の頃に試験対象になったのが、食品添加物や農薬などの意図的に使われる化合物だったわけです。ところがこの頃はまだ、動物での発がん性試験がどういうものなのかについての理解が不足していました。動物にいろいろなものをとにかく大量に食べさせて、がんが増えたらそれは発がん物質とみなされる時代がしばらくありました。大量に食べさせると動物にがんをつくることがある物質が、じつは自然界には非常にたくさんあるということは、のちになってわかったことです。また動物の種類により、自然に発生するがんの種類や頻度が違うことも、結果の解釈を難しくします。

試行錯誤を経て、やがて科学的知見が蓄積してきました。試験に使う物質の濃度に一定の目安を設けたり、投与物質が体重やその他の栄養や健康状態からの影響でがんを増やしたり減らしたりするのなら、発がん性とは言えない、というような試験方法や解釈の進歩がありました。面白いのは長期間飼育されている実験動物の体重が、年々増えるという現象も報告されていることです。動物の健康管理の技術が向上し、餌の改良も進み、動物の住む環境も年々よくなった結果、動物が太ってしまったのです(3)。太ると増えるがんもあり(4)、必ずしもよいことばかりではないのですが、技術の進歩はそんなところでも実感できるのです。

こうした経験の蓄積により、初期の頃に発がん性が疑われた食品添加物の中には、無実のものがあることがわかってきます。典型的な例が、ラットの雄に大量に食べさせると膀胱《ぼうこう》がんをつくるサッカリンナトリウムです。ヒトが食品から食べる量でヒトの膀胱にサッカリンの結晶ができることはありませんので、ヒトでの発がん性は心配する必要はありません(5)。

エイムス試験の開発とその後の展開

また一九七〇年代には、動物での発がん性試験のほかに、試験管内（in vitro）で遺伝子の突然変異を誘発する物質を調べる方法が開発されました。ブルース・エイムス博士が開発したのでエイムス試験と呼びます。ネズミチフス菌（*Salmonella typhimurium*）という細菌の、ヒスチジン要求性突然変異という性質をもつものを使います。この性質をもつ菌株は培養液中にアミノ酸の一種であるヒスチジンがないと生長できないのですが、特定の化学物質で突然変異が起こると、ヒスチジンなしでも増殖できるようになることを利用して検査をします。何かの化合物を加えて培養したときに増殖した菌がたくさんあれば、その化合物が突然変異を起こしたのだと判断できるわけです。この試験法により、動物実験より手軽に発がん性の疑いのある物質を検出することができるようになりました。がんは遺伝子の突然変異が蓄積することで生じると考えられるからです。

そしてこの試験法でもやはり、食品添加物や農薬、あるいは化粧品やパーソナルケア用品に使われていた化合物といった、人工の化学物質がたくさん調べられました。その結果いくつかの化合物はエイムス試験陽性、つまり細菌に遺伝子変異を誘発する活性があることを理由に販売禁止となり、米国ではエイムス博士は消費者団体や環境保護主義者の英雄となりました。市販の商品に発がん性の疑いがある変異原性陽性の物質が含まれていることを次々と告発していったのですから、まさに「邪悪な企業と戦う正義のヒーロー」だったのです。

しかし何千もの化合物がエイムス試験で調べられたあと、エイムス博士はこの試験法について考え直します。食品として食べられている植物などの天然の化合物にも、エイムス試験陽性のものがたくさんあることに気がついたからです。調べれば調べるほど、エイムス試験陽性の化合物のリストは長くなっていきます。そして一九九〇年に発表した論文[6]と二〇〇〇年の論文[7]では、残留農薬のような合成された化合物は、人間が食べている発がん性の疑われる物質のほんの一部でしかなく、ほとんどの発がん物質（九九・九九%）は天然物だと結論しています。

ではそれら「発がん物質」が私たちをがんにして殺しているのか？　という問いへの答えは

ノーです。ヒトでの研究からは、野菜を食べることががんの原因であるとは言い難いからです。したがってエイムス試験や、検査対象となる化学物質を大量に投与した動物での発がん性試験で陽性だからという理由で、農薬などを使用禁止にすべきではないと主張するようになり、かつてエイムス博士を英雄扱いしていた環境保護主義者たちとは対立するようになります。米国でとくに有名なのはＡｌａｒ《エイラー》（ダミノジド）をめぐる議論です。

　Ａｌａｒは植物の生長を促す作用があり、米国では一九六三年に認可され、おもにリンゴに使用されていました。しかし大量に投与した動物実験での発がん性が報告されたことなどから、消費者団体や環境保護団体などを中心に使用を禁止するように要求する運動が起こり、マスメディアが盛んに危険性を報道しました。リンゴジュースは子どもたちが大好きな飲み物なので、とくに子どもをもつ母親の不安が大きくなりました。ＦＤＡや米国環境保護庁（ＥＰＡ）が、実際にリンゴから消費者が暴露される量でのリスクは、マスメディアが報道するようなものではないと説明しても人々の懸念は高く、スーパーマーケット・チェーンなどの流通業者がＡｌａｒを使用した商品は扱わないなどの自主基準をつくって市場から排除する動きもあり、結局食品への使用は一九八九年に禁止されました。

　このＡｌａｒをめぐる議論のなかでエイムス博士は、Ａｌａｒによるリスクはヒトが日常的に摂取している食品に含まれる「天然の」発がん物質に比べて非常に小さいため、完全禁止にするのは馬鹿げたことだという主張をしています。[8] たとえわずかであっても、発がん物質は許容できないとする消費者団体や環境保護団体とは対立する意見を表明したわけです。なおＡｌａｒは現在も観賞用植物への使用は認められていて、使用されています。

エイムス博士はさらに研究を進め、いろいろな発がん物質や変異原性物質について、そうした作用が「ある」か「ない」かが重要なのではなく、その強さを評価しようというプロジェクトを進めていきます。これが現在の最新の、食品中発がん物質のリスク評価方法につながっていきます。エイムス博士は高齢になってもなお現役で研究を続け、論文を発表し続けています。もちろんすべての成果が彼一人で行ったものではないのですが、偉大なる研究者です。しかしかつてエイムス博士をヒーローともてはやし、同じ志だったこともある消費者団体や活動家は、置いてきぼりをくらったように何十年も同じ主張――発がん性の疑いがある物質はたとえ一分子でも安全とは言えないのだから禁止すべき、ゼロにすべき――を繰り返しています。

日本でのフリルフラマイド騒動

こうした、化学物質の安全性試験方法の試行錯誤が行われていた時代に日本で大きな話題になったのは、ＡＦ－２（フリルフラマイド）という食品添加物（防腐剤）です。ＡＦ－２は一九六五年に食品添加物としての使用が認可され、一九七〇年代に当時新しく開発中だった試験系での、染色体異常誘発性試験陽性の結果を始めとする安全性への疑問が社会問題となり、一九七四年に食品添加物としての使用認可が取り消されています。

国立がんセンター名誉総長の杉村隆先生が、魚の焦げから発がん物質を発見したのが一九七五年です。この発見は杉村先生自身が一般向けの書籍でも書いておられ相当有名な話で、身近なところに発がん物質があって、そういうものを避ければがん予防になるのではないかという考え方を広めました。発がん性があるものをできるだけ感度よく発見して、次々に禁止していくことが可能だと期待されたのは日本でも同じです。

菊池康基博士（元 武田薬品工業株式会社中央研究所）が、医薬品の遺伝毒性試験の黎明期の話を記録されています。[9]

　AF－2にとって不幸だったことは、すでに述べたように、化学物質による突然変異誘発性に関する組織的研究が開始された直後に変異原性が検出されたことであった。（中略）研究者の変異原性試験の経験も浅く、データの蓄積も十分でなかった。そのため、陽性・陰性結果の評価、*in vivo* と *in vitro* 系の違いに関する認識も低かった。毒性分野での新参者の変異原性試験の存在意義を、意識的にあるいは無意識的にでも強調するあまり、陽性結果だけが独り歩きする結果となったことは否めない。
　AF－2は、他の毒性試験ではさしたる問題は見当たらず、安全な添加物とされていた。変異原性試験で陽性結果が出ただけでは発売認可取消し処分ができないために、大量投与の癌原性試験が行われたのであろう。国立衛生試験所で実施した結果、マウスでがんを作ることに成功した。その投与量は当時としては極めて高い用量であり、この結果を受け、AF－2は葬り去られた。

この発癌性試験については、科学的根拠よりも行政的な目的をもった用量設定であり、political experiment の典型と、感じた人も多かったようである。

この食品添加物の騒動については当時のことを知る秦野研究所の蟹澤成好先生が「当時の新聞社には科学記事専門記者などは存在せず、社会部記者が社会欄に不正確でしかもセンセーショナルな記事を載せたために社会不安をあおる結果となり、その対応にひどく難儀した」と書かれています[10]。この言葉が完全に過去のものとなったわけではなく、現在でも状況はあまり変わっていないと思われるのが残念なところです。

当時、社会派学者として著名な一学者が、東日本地区と比較し九州地方住民の肝がん罹患率が高い事実と、九州地方のAF－2使用量が他地区と比較して高いことを結び付けて、ヒト肝がんのAF－2原因説を唱えたところ、それが主要新聞にも大きく取り上げられたため騒然とした社会状況となった。しかし、九州地区の肝がん発生率が他地区より高いのはAF－2使用以前からの現象であり、しかも、何よりもAF－2の使用期間は僅か数年に過ぎず、ヒトのがんが、そのような短期間暴露で発生する類の病変ではないこと、（中

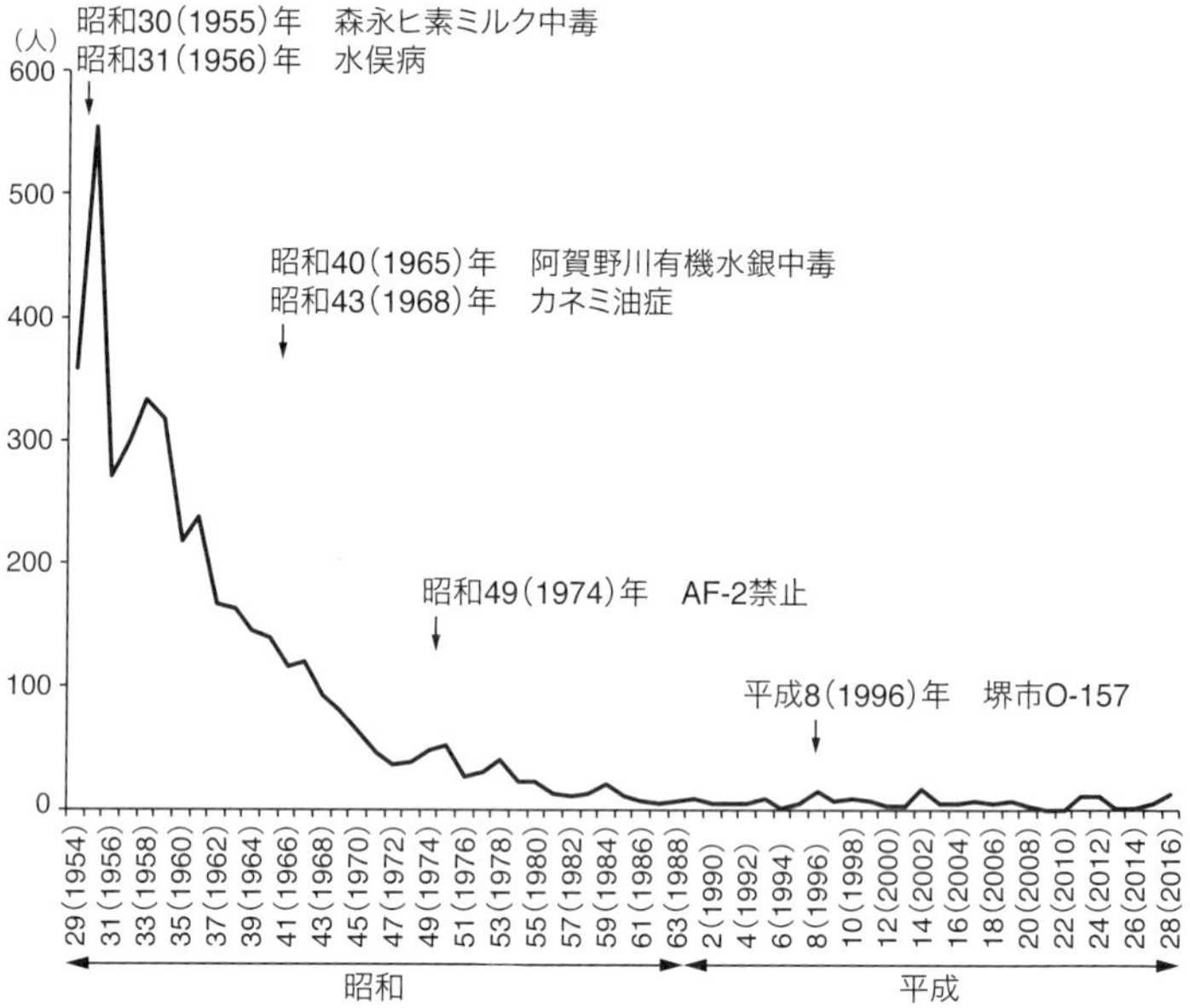

図 1-1　食中毒による死者数

略）各種動物実験でも肝がんの発生は全く認められていない中で、限られた食品の添加物として摂取されたＡＦ－２がヒト肝がんの発生率の多少の増大の原因であるとの主張は、学問的にも直ちに受け入れられる類のものではなく、間もなく収束に至ったという茶番騒動もあったが、当時の日本の社会一般の〝がん〟についての理解度の低さを示す出来事でもあった。

これは今でもほとんど同じような報道が繰り返されていると思います。

一方で当時の食中毒報告数が、ＡＦ－２の禁止によって増えたという主張もあります（図1－1）。厚生労働省に届け出られた食中毒による死者数が昭和四九（一九七四）年のAF－2禁止の頃に、少しだけ増えているように見えます。もちろんこれはただの偶然である可能性が高いでしょう。そもそも食中毒統計そのものが食中毒として届け出られたものの数であって、たまたま熱心に報告する人がいると増えたりすることがわかっており、実際に起こっている食中毒はそれよりはるかに多いことは間違いありません。それでも蟹澤先生が記述しているように、東日本地区と比較して九州地方住民の肝がん罹患率が高い事実と、九州地方のAF－2使用量が多いことを結びつけたヒト肝がんのAF－2原因説が、主要新聞にも大きく取り上げられるのが社会的に正しいことなら、こちらも同じように報道される価値があるということはできるかもしれません。

食品の安全性は確実に向上している

いずれにせよ昭和の中頃までは、毎年たくさんの人が食中毒によって死亡していたと報告されていて、それが平成の時代にはずいぶん少なくなっています。食品の安全性は明らかに時代とともに向上しています。本章の冒頭で紹介した「昔は食が安全・安心だった」という企業の主張は事実とは違うことは明らかです。

私はこのAF－2騒動時代のことを伝聞でしか知りません。しかし国立衛生試験所（現 国立医薬品食品衛生研究所）に、化学物質の安全性を評価するための安全性生物試験研究センターができて一〇年後（一九九〇年）頃の日本の雰囲気を覚えています。当時は天然物中のたくさんの発がん物質への対応をどうするべきか模索する一方で、エイムス試験が非常に重要とされ「変異原性試験で陽性が出ればそれは発がん物質なのだから、もう動物実験は必要ない」と言う人すらいました。しかし実際にはそんなことはなく、変異原性試験では陰性でありながら、ヒトに対して強い発がん性を示すアスベストのようなものもあることがわかってくるなど、現在ではいろいろな試験法を組み合わせて総合的に判断するようになってきています。

そして動物実験についても、当時はとにかく数を増やして検出能力を上げること、サルなどのような、よりヒトに近い動物で実験をすることが考えられた時代でした。今では動物の福祉を重視して、必要な検出力を確保しつつ、使う実験動物の数を減らそうとしています。食品添加物のサッカリンの安全性試験には、サルを用いた二〇年以上のものがありますが、(11) 現在だったらそんな実験を計画しようとする人はいないでしょう。

たった一つの甘味料のためにどれだけの時間とお金と動物の犠牲を払えばいいのか、気が遠くなるような話ですが、そういう時代が確かにあったのです。科学の進歩の陰には多くの間違いや犠牲を伴うことがあるのもまた事実なので、それらを無駄にしないためにも、経験と知見は伝え、生かしていかなければなりません。ただそのような科学の発展は、最初のうちは単純そうに見えたものがだんだん複雑になっていくということでもあり、一般の人たちに理解してもらうことがより難しくなるということも意味します。科学者は科学の世界で探求を続けるだけではなく、その成果を広く伝えることにもますます努力しなければならないわけです。身近な食品に使われるものの規制にかかわる、レギュラトリーサイエンスの分野ではとくにそうです。最終的に法律をつくり、実行し、日常生活に生かすことになる人のほとんどは、科学者ではなく政治家や一般の人たちなのですから。

このように、食品添加物のイメージが悪い原因の一部は歴史的経緯にありそうです。つまり食品に何かを加えるということに対する印象の悪さ、安全性を調べる試験の最初の頃の対象が食品添加物や農薬のような、規制対象となる人工の化合物がメインで、さらに試験方法や解釈に未熟な部分があったということがあります。また、初めて報告された事柄としてのインパクトが大きく、その後に発表されている、じつは天然のものでも調べれば同じような毒性がある、試験系の解釈が未熟だったといった情報が一般に伝わっていない、ということもあります。こういうことは丁寧に伝えていく必要があるでしょう。

さらに現在は、こうした食品添加物への漠然とした悪い印象を利用する商売が成り立ってしまっていて、正確な理解を妨げている、その結果として食品の安全性までが脅かされている、という別の問題が発生していると思います。

コラム①

時代背景とともに決められる基準値

ここまでおもに食品添加物の話を中心にしていますが、この時代背景による規制対応の違いは天然物についても同様です。一九七〇年代は、発がん性であると判断されたものに対しては規制すべきという考えが標準だったので、天然物であっても基準を決めたり規制されたりしました。たとえばナツメグやメース、シナモン、黒胡椒、スイートバジルといったスパイスには、天然に含まれるサフロールという化合物があります。とくに多く含まれているのは、肉料理に使うことが多いナツメグやメースです。サフロールは試験管内での遺伝毒性試験陽性で動物実験でもがんが報告されていることから、一九七六年に国際がん研究機関（IARC）がグループ2B（ヒト発がん性の可能性がある）と分類し、一九八一年に国連食糧農業機関（FAO）／世界保健機関（WHO）食品添加物専門家会議（JECFA）は、許容一日摂取量（ADI）[12]は設定できないと判断しました。したがって可能な限り食品からは排除すべきという方針で、各種食品中の基準値などが設定されました。スパイスなので、そのスパイスを使っている可能性のある食品に対して〇・五ミリグラム／キログラムや〇・〇五ミリグラム／キログラムといった基準値が、EUなどで定められています。

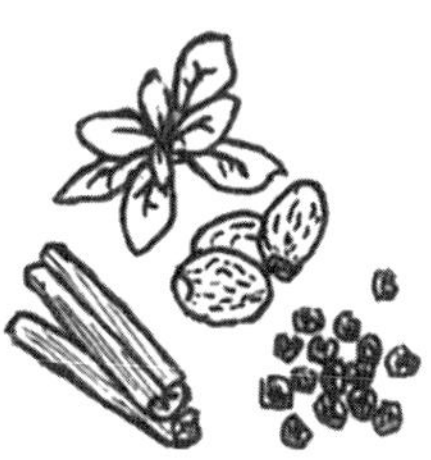

しかしエイムス博士の話のところでも書いたように、その後も天然物で発がん性のあるもの

は多数見つかっていますが、それらのすべてについて基準値が設定されているわけではありません。サフロールは発がん性はあるものの、発がん性の強さを考えると弱いものです。一九七〇年代から八〇年代に行われた動物実験の投与量は、体重一キログラム当たり数グラムというものもあり、一般的なスパイスの使用方法から考えるとそんなに大量に与えた実験をする意味があるのかどうか疑問です。しかし当時はそれが当然だったのです。発がん物質は可能な限り高感度で検出したい、そのために投与量を多くするのは自然なことでした。サフロールはたまたま早い時期に発がん性であることがわかったために基準値が設定されていますが、IARCのグループ2B以上に分類されている化合物のすべてに基準値を設定したら大変でしょう。

二〇〇二年に食品中に比較的高濃度に発見されたアクリルアミドは、発がんリスクについてはサフロールより遥かに大きいものですが、このような基準値は設定されていません。全体的に削減するよう勧告が出され、その中で削減の目安となる濃度が提示されることはありますが、一定の濃度を超えたら廃棄すべきというような「基準値」はありません。これは時代とともに発がん物質についての理解が進み、管理方法が進化したことを反映しています。しかし昔決めた基準値を廃止する積極的理由もないため、食品の輸出入などに関わって基準を調べたりすると、なぜこんなものに基準があるのだろう、と思われる事例に遭遇することもあるかもしれません。

基準には意味があり時代背景があります。事業を行う場合にはとにかく基準なのだから守らなければならないのかもしれませんが、規制担当者や政策決定者などは意味を理解し説明できるべきでしょう(13)。

二　食品添加物をめぐる国際事情

食品添加物の定義

ここまで「食品添加物」という言葉を、おもに現在の日本の定義で使ってきましたが、現実には、国が違うと食品添加物の法律上の定義が違います。日本で食品添加物であっても米国ではそうではない、EUでは食品添加物として使われているものでも日本ではそうではない、というものがあります。もちろん世界的に共通で食品添加物とされているものもあります。現在の海外の定義などを少し見てみましょう。

●EU

EUは大きな統一経済圏をつくるにあたって、域内の規制を統一するよう努力しています。そのため、EUの食品添加物の法的規制の整理の仕方はすっきりしたわかりやすいものになっています。日本を含む大抵の国では、その国独自の食文化や歴史的経緯により、規制が複雑だったりいろいろな例外があったりするものです。もちろんEUでも、一つ一つの加盟国ではいろいろと違いがあったり複雑な例外があったりはするのですが、基本的には各国はＥＵの決まりに従うことになっています。

ＥＵでの食品添加物の説明は「食品改善剤（food improvement agent）」の一種という位置づけです(14)。説明を引用しましょう。

食品添加物（food additives）、食品酵素（food enzymes）、食品香料（food flavourings）は「食品改善剤」とも呼ばれる。

なぜ食品添加物や酵素や香料を食品に加えるのか？

- 食品添加物は食品の製造や包装や保存中に、保存する、色を保つ、安定に保つなどの作用がある
- 酵素はフードチェーンのどこかの段階で、技術的目的のために特定の生化学作用をする
- 香料は食品に匂いや味を与えたり変えたりする

酵素と香料が別枠になっているのがＥＵの特徴です。さらに食品添加物の項目での説明は以下のようになっています。

食品添加物とは何？

添加物は保存や着色、甘味づけなどのような多様な理由で食品の製造時に使用される物質である。ＥＵ規制では「栄養価があろうとなかろうと、通常、それ自体を食品として摂取したり、食品の特徴的成分として使われたりしない、あらゆる物質」と定義している。技術的目的で製造、加工、処理、包装、輸送や貯蔵時に添加されて、食品添加物は食品の構成成分となる。

添加物はいろいろな目的で使用される可能性がある。ＥＵ規制では二六の「技術的目的」を定義している。たとえば

- 着色
- 保存：微生物から守ることで食品の保存可能期間を長くする
- 抗酸化：酸化から守ることで食品の保存可能期間を長くする
- 粉処理剤：焼いたときの質を改善するため小麦粉や生地に加える

ＥＵでは安全性を評価するのは欧州食品安全機関（ＥＦＳＡ）で、使用できる添加物はデータベースで検索できます(15)。現在ＥＦＳＡではこれまで認可されてきたすべての食品添加物についての再評価を実施しています。

食品酵素もその機能としては食品添加物と同様ですが、酵素は生化学反応を触媒するタンパ

ク質です。日本ではとくに酵素を別枠にはせず、食品添加物の一種として扱っています。酵素についてはまだＥＦＳＡでの評価が完了しておらず、ＥＵ共通リストがありません。最近の動向としては、ＥＵ共通認可リストに掲載して欲しい酵素を申請するように、という要請の締め切りが二〇一五年三月でした。それに三〇〇件ほどの申請が出されました。一方その間、ＥＦＳＡは食品酵素の評価のためのツールやガイドラインを作成していて、二〇一七年五月に評価のためのツールを発表しました(16)。これを用いて現在評価を行っていて、完了するにはまだしばらく時間がかかることでしょう。それまでの間、暫定的に使えるものの判断基準が定められています。

ところで、ＥＵでは遺伝子組換え技術に対して非常に厳しいという話を聞いたことがあると思いますが、食品酵素をつくる微生物には遺伝子組換え微生物が多く使われていて、これらに対してはとくに厳しいということはありませんし、遺伝子組換え微生物の生産した酵素を使って加工した食品に、そのような旨の表示が要求されているわけでもありません。とくにチーズの生産には遺伝子組換えレンネットは重要で、酵素を抽出するのに子牛を殺す必要がないという動物の福祉上の大きなメリットがあるため、遺伝子組換え植物に対して見られるような過激な反対運動は起こっていないようです。

香料についてはＥＵデータベースがあります。これは数が多く、二〇二〇年三月現在で二五四七物質が掲載されています。これとは別に燻製《くんせい》香料リストもあります。燻製は食品を保存するのに伝統的に使用されてきた方法ですが、煙の成分には香り成分以外に発がん物質のような望ましくない成分が多数含まれます。そこで燻製の風味を残しつつ遺伝毒性などの問題のある成分を除去したものを、燻製香料（混合物）として食品の加工に使用することが認められています。これらの香料もＥＦＳＡによる安全性評価を経て認可されているものです。

●米国

米国の食品添加物規制は複雑です。食品医薬品法に指定されている食品添加物としては、食用色素とその他の添加物では項目が分かれています。色素は医薬品に使われるものと同じカテゴリーで特別扱いになっていて、ロットごとに品質についての検査などの厳しい管理が行われています。それ以外に、食品に使用しても差し支えないと判断されている、ＧＲＡＳ（generally recognized as safe：一般的に安全と認められる）と呼ばれるリストがあります。

ＧＲＡＳは、企業が新しい食品や食品成分などについて、その構造や由来、不純物などの情報や安全性に関する情報をまとめて、こういう条件で使う分には安全であるという判断をＦＤＡに届け出るものです。その安全性の判断基準は法に定める、ＦＤＡが評価して安全と認めた食品添加物と同等のレベルとされています。届け出た内容に対してＦＤＡは異議があればそれを指摘し、なければ異議なしと判断されます。それらの届け出内容はＦＤＡのホームページで公開されます。このＧＲＡＳの中には亜麻の実のような普通の食品もあれば、アミノ酸などの食品成分あるいは食品添加物、塩などのようなものまでいろいろあります。届け出は企業が一社で行ったり業界団体が行ったりといろいろな場合があり、同じ主成分であっても違う企業から細かい組成の異なるものが届け出られていたりするので、届け出の数からは物質の数はわかりません。

香料については米国食品香料製造者協会（FEMA）のGRAS[17]のような、業界団体によるものもあります。この制度はしばらく任意の枠組みで運用されていたのですが、二〇一六年に公式な制度とする、という発表がありました[18]。

このような、米国の柔軟な（?）管理の仕方は、規則や基準はきっちりつくってあるものだと思っている人が多いであろう日本人には、理解しがたい部分もあるかもしれません。しかしFDAの文書を読んでいると、その制度の目的については日本の法律よりも明確に意思が表現されています。たとえば消費者を健康被害から守るのだとか、誤解を招くような表現はやめてほしい、といったようなことです。日本では規制といえば特定の数値や基準をつくることが多いのに対して、米国はこうしたいという意思表示をして提案する、というやり方をよくとります。そのため米国の規制は法の条文を調べてもよくわからないことがあり、FDAが発表するコメントをよく見ておく必要があります。もちろん、米国で事業をしたいのであれば担当者に聞くのが一番です。決まりはあるけれどどこの事例には当たらないとか、明文化された規則はないがそれは規制対象だとみなす、といった返事をもらえることでしょう。ただ判断基準は、現在の状況で世界的に科学的なコンセンサスを得られていることである場合が多いです。

なお米国では、添加物を直接添加物と間接添加物に分類し、間接添加物は食品に直接加えるものではなく、容器包装などから溶出して結果的に食品に含まれるものや、貯蔵中にできるものを含むため、容器包装基準などは食品添加物規制の項目で扱われます。健康のために減塩を心がけようという運動が世界中で盛んですが（第2章参照）、塩も食品添加物なので、FDAの減塩対策に関する情報は食品添加物というカテゴリーに分類されて掲載されています。

●日本

ここで改めて日本の食品衛生法で定める食品添加物を確認しておきましょう[19]。

食品添加物の定義は先に見たとおりですが、食品添加物は、指定添加物、既存添加物、天然香料、一般飲食物添加物に分類されています。

指定添加物は食品衛生法第一二条に基づき、厚生労働大臣が使用してよいと定めた食品添加物で、安全性について食品安全委員会の評価を受けて、個別に指定されます。既存添加物は平成七（一九九五）年に食品衛生法が改正され、指定の範囲が化学的合成品のみから天然物を含むすべての添加物に拡大されましたが、当時すでにわが国において広く使用されており、長い食経験があるものについては、例外的に法改正以降もその使用、販売などが認められているものです。天然香料は動植物から得られる天然の物質で、食品に香りをつける目的で使用される

表1-1　食品添加物（food additive）の定義

	日本	EU	米国
定義	食品の製造過程で、または食品の加工や保存の目的で食品に添加、混和などの方法によって使用するもの	栄養価があろうとなかろうと、通常それ自体を食品として摂取することはなく、また通常食品の特徴的成分として使われることのないあらゆる物質	意図的に使用してその結果、直接的または間接的に食品の成分となることが合理的に予想されるもの、あるいは食品の特徴に影響するもの
上位分類	なし	食品改善剤（food improvement agents）の一種（food additivesのほかにfood enzymesとfood flavouringsがある）	食品成分（ingredients）の一種。着色料は別項目。規制対象から除外されているものとしてグループI（1958年以前に安全とみなされているもの）とグループII（GRAS）がある
下位分類	指定添加物 既存添加物 天然香料 一般飲食物添加物		直接添加物 間接添加物（容器包装から溶出、貯蔵中にできる、など）
注	ポストハーベスト農薬は食品添加物扱い、酵素は既存添加物	酵素はEFSAが評価中	塩も食品添加物なので、減塩は食品添加物の問題として扱われる

ものです。一般飲食物添加物は一般に飲食に供されているもので、添加物として使用されるものです。たとえば食品に色をつけるためにイチゴを搾って使った場合、イチゴは一般飲食物添加物になるわけで、それを「食品添加物不使用」と宣伝するのは法律を文字どおりに読めばできないはずです。専門家でない人が日常的に使用する「食品添加物」という言葉は「指定添加物」、あるいはそれに「既存添加物」を加えたものを指す場合が多いようですが、

必ずしもそれだけではなく、いろいろなものが含まれる場合があるようです。言葉の定義は明確にしておかないと混乱のもとです。

以上をまとめると表1－1のようになります。それぞれ似ているものの、微妙に異なる定義をしていることがわかると思います。

日本では食品添加物ですが海外ではそうではない場合が多いものとして、ポストハーベスト農薬があります。もっとも、実際には残留農薬分析で検出されますし、その名前（イマザリル、オルトフェニルフェノール、オルトフェニルフェノールナトリウム、ジフェニル、チアベンダゾール）を見れば、ほとんどの人は残留農薬だとみなすでしょう。これは外国から見ると、日本の非関税障壁と考えられます。つまり残留農薬扱いなら商品への表示は必要ないのですが、食品添加物だと表示が必要になるのです。ポストハーベスト農薬は輸送時のカビ予防などの目的で収穫後に使用されるものなので、輸入農産物にしか表示されることはありません。国産の農作物に収穫前に使用した何らかの農薬成分が残留していたとしても、それに表示義務はありません。そのため、国産農作物と農薬の名前が店舗でセットになっていることはなく、輸入農作物だけは農薬の名前がついているということです。制度を正確に理解して、残留量に問題はないことを知っていればとくにどうということもないのですが、多くの消費者には必ずしも正確な情報が届いていません。ネガティブなイメージを与える表示が、外国産のものにだけついているという印象になっています。

やや脱線しますが、しばらく前にFDAは遺伝子組換え動物を「動物用医薬品」として扱うことに決めたという発表がありました。[20]「意図的に変更された動物ゲノムの部分は、動物の構造や機能を変えることを意図しているため薬物とみなす」というのです。遺伝子組換え技術を使った動物という、新しい分野に既存の法律の枠組みを当てはめるのにそういう解釈を用いたわけです。それなら、遺伝子組換え植物は残留農薬規制で扱うのかというとそんなことはないので、複雑な現実を法律に反映させるのにいろいろ苦労している例です。法律上の定義は規制には重要ですが、現実の私たちの生活上のリスクが、法律の定義によって変わるわけではありません。法律上の定義が食品添加物だろうとただの食品だろうと、塩の摂りすぎが健康上のリスクであることは、同じ人間なら世界中どこに住んでいようと同じです。

●WHO
最後に国際機関の定義を見てみましょう。WHOのファクトシートでは次のようになっています。[21]

食品添加物とは何？
食品の安全性、新鮮さ、味、テクスチャー、見た目などを維持あるいは改善するために食品に加えられるものは、食品添加物として知られている。一部の食品添加物は保存のために何世紀も使われてきた――たとえば塩（ベーコンや乾燥魚）、砂糖（マーマレード）、二酸化硫黄（ワイン）など。

食品を大量につくるのは自宅で少量つくるのとは大きく異なるので、多くの食品添加物が食品生産の必要性に応じて時間とともに開発されてきた。添加物は加工食品が工場から輸送を経て店舗、そして消費者のもとに届くまで安全性とよい状態を保つのに必要である。

食品添加物はその使用が技術的に必要で、消費者の誤解を招かず、食品の安定性や栄養保存などの機能を果たす場合にのみ、使用が正当化できる。

（中略）

WHOはFAOと協力して、食品添加物のヒト健康リスクを評価する責任を担う。食品添加物のリスク評価はJECFAが行う。

（中略）

JECFAが安全性評価を完了すると、国際食品基準設定機関であるコーデックス委員会による食品や飲料への最大使用量設定に使われる。コーデックス基準は消費者保護のための国の基準や、国際取引される食品の基準の参照とされる。そうすることで世界中の消費者はそれがどこで生産されたものであろうと、自分たちが食べる食品が安全性と品質についての合意された基準を満たしていると信じられる。

ＪＥＣＦＡが安全に使用できると評価し、コーデックスが食品添加物一般基準で使用量を設定したら、国の規制は食品添加物の使用認可を履行する必要がある。

ＷＨＯの定義はわりと大雑把で、むしろ国際調和を調整するという役割を強調した説明になっています。

食品添加物、おもに指定添加物は多くの国で許認可制となっています。つまりある物質をある目的で使用したいと思う企業が、必要なデータを揃えて規制機関に提出する、という手続きをとっています。したがって、ある国や地域でとくに使われていないものについては、食品添加物としての認可はされていないことがあります。国や地域により食生活は多様なので、ある国である添加物の使用が認められていないからといって、その食品添加物が危険であるとみなされているということを意味するわけではありません。食品添加物への批判には、こういう「よその国で認められていないものを使うのは許せない」といった論理を使うものがありますが、まったくの的外れです。

食文化の多様性はよいことだとしても、規制が国によりあまりにもばらばらだと、食品の流通にとっては不都合です。そこでコーデックスが定めた国際基準のようなものの役割があるわけです。ただ、コーデックスでの基準を設定する仕事は各国の合意が必要ですから、それなりに時間がかかりますし、世界中のすべての国で使われているものをカバーするのは大変です。

したがってコーデックス基準のないものも世の中にはたくさんあることになります。

コーデックスで定められた基準や規格は、基本的に世界各国で採用されることになりますが、義務ではありません。国ごとの状況を勘案して採用しない選択をすることもできますが、それには科学的根拠を必要とします。貿易をめぐって国際紛争が起こった場合には、コーデックス基準が参考にされます。現状では、コーデックス基準をそのまま自国の基準として採用するのは、先進国よりも途上国のほうが積極的な印象があります。国内で別途検討するより合理的ですし、経済の発展にも寄与するからです。日本はどちらかというとコーデックス基準の国内基準への採用には消極的なほうで、それは日本から世界への食品の輸出に積極的ではなかったことを反映していると思います。

食品添加物の役割

さてここで、食品添加物の役割のほうから定義を考え直してみましょう。

できるだけシンプルに考えると、食材（農産物など）を料理や加工食品にして提供するときに使うのが食品添加物といえるでしょう（図1-2）。

大豆から豆腐をつくる、果物をジャムにする、魚を塩漬けにするといった加工は、食品を保存したり多様な食生活を提供するための工夫と知恵です。にがりは食品添加物だけれど砂糖は違うと思うかもしれませんが、砂糖によって食品を保存する機能に注目すれば保存料です。リ

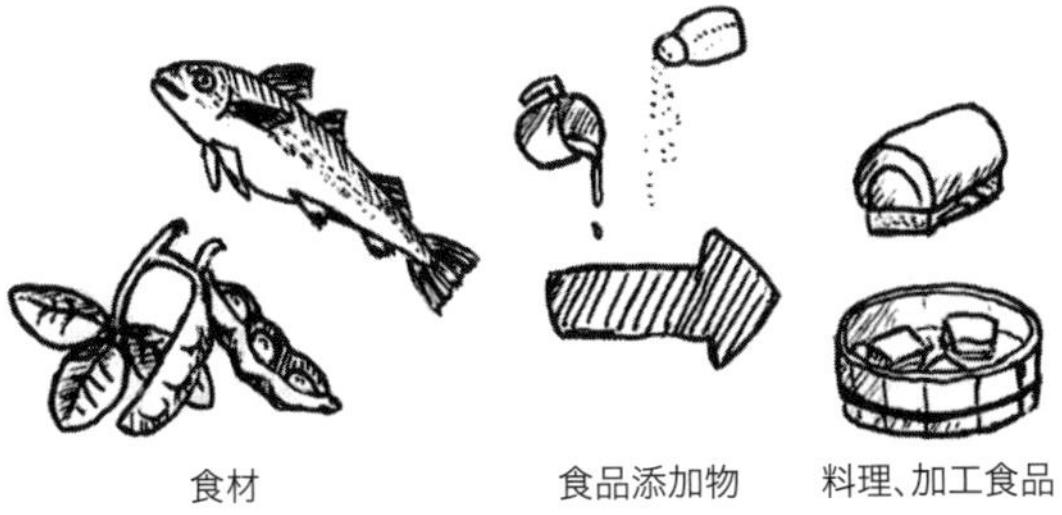

図 1-2　食品添加物は食材に意図的に加えられるあらゆるものを含む

ンゴの皮を剥《む》いたあとに塩水につけると変色が抑えられるといった暮らしの知恵がありますが、塩水は変色防止のための食品添加物としての機能を果たしているわけです。味（風味）をつける、とろみをつけて飲み込みやすくするといったことも、食品添加物によって可能になるわけです。

ただ法律で規制しようとなった場合には、砂糖や塩は除外しようとか、販売しないものは対象外とかいった、いろいろな事情を考慮して定義が考えられるので、国や地方によって異なり、複雑になってしまうわけです。

異なる制度で規制されている食品添加物の複雑さを示す例として、ステビアを取り上げてみましょう。*Stevia rebaudiana* という植物の成分が、食品添加物の甘味料として世界各国で使用されています。おもな甘味成分はステビオール配糖体と呼ばれる一連の化合物です。低カロリー甘味料の一種として、最近では天然物由来であることが消費者へのアピールポイントとしてよく使われています。EUや日本でも食品添加物として使用が認められています。

でもその食品添加物の「ステビア」が実際に指し示すものは、じつは完全に同じものではないのです。ステビア甘味料の原料は天然の植物なので、その植物から甘味成分を取り出して余計なものを取り除く加工が行われるわけですが、その結果できるものは、原材料や加工工程により若干違ってきます。したがって食品添加物として使用する場合どういうものならいいのかという「規格」が決められています。その「規格」がいろいろあるのです（表1－2）。

まず日本では、「既存添加物名簿」にα-グルコシルトランスフェラーゼ処理ステビア、ステビア抽出物、ステビア末の三種類が品目として記載されています。そして規格を定めている「食品添加物公定書第九版」にはステビア抽出物の規格としてステビア抽出物とステビオール配糖体の二種類、α-グルコシルトランスフェラーゼ処理ステビアの規格としてα-グルコシルトランスフェラーゼ処理ステビア、α-グルコシルトランスフェラーゼ処理ステビオール配糖体の二種類が収載されています。ステビア末には規格はありません。これはもともと日本にあった「ステビア抽出物」の規格に、国際規格に準じた「ステビオール配糖体」の規格を追加した形になっています。

「ステビア抽出物」はステビオール配糖体四種（ステビオシド、レバウジオシドA、レバウジオシドCおよびズルコシドA）の合計量として八〇・〇％以上を含むもので、「ステビオール配糖体」はステビオール配糖体四種（ステビオシド、レバウジオシドA、レバウジオシドCおよびズルコシドA）の合計量として八〇・〇％以上を含み、かつ、ステビオール配糖体九種

表1-2 「ステビア」とその規格

日本	既存添加物名簿に記載された品目 • α-グルコシルトランスフェラーゼ処理ステビア • ステビア抽出物 • ステビア末	食品添加物公定書第9版による規格 • ステビア抽出物 • ステビオール配糖体 • α-グルコシルトランスフェラーゼ処理ステビア • α-グルコシルトランスフェラーゼ処理ステビオール配糖体
EU	E 960	ステビオシドとレバウジオシドAで95%以上
米国	GRAS	以下のGRN No.がステビアである（*）。 252、253、275、278、282、287、303、318、329、337、348、349、354、365、367、369、375、380、388、389、393、395、418、448、452、456、461、467、473、493、512、516、536、548、555、702、768、795
JECFA	第73回JECFA	ステビオール配糖体（ステビオシド、レバウジオシドA、レバウジオシドB、レバウジオシドC、レバウジオシドD、レバウジオシドF、ズルコシドA、ルブソシド、ステビオールビオシド）95%以上

* FDAのウェブサイト（https://www.accessdata.fda.gov/scripts/fdcc/?set=GRASNotices&sort=GRN_No&order=ASC&type=basic&search=stevia）での検索結果。

（ステビオシド、レバウジオシドA、レバウジオシドB、レバウジオシドC、レバウジオシドD、レバウジオシドF、ズルコシドA、ルブソシドおよびステビオールビオシド）の合計量として九五・〇%以上を含むものとなっています。α-グルコシルトランスフェラーゼ処理したものについても同様です。

EUでは二種類のステビオール配糖体の合計が九五%以上のものがステビオール配糖体として認可されています。国際規格を決めているコーデックスに助言する立場のJECFAの規格では九種類のステビオール配糖体の合計が九五％以上となっています。これは日本が国際整合性を鑑みて食品添加物公定書に加えたものです。米国ではＧＲＡＳリストにあるものが三八もあって、それぞれ微妙に成分が違います。各製造業者が自社製品の品質をもとに通知しているからです。もちろん安全性に影響するほどの違いではありません。一つ一つを紹介すると長くなるので省略しますが、くわしくはＦＤＡのウェブサイトで見ることができますので興味のある方は参照してください。

この表の中では、日本の以前からある「ステビア抽出物」の規格が一番純度が低いので基準が緩いと言えます。つまり日本で以前から使っていたステビア抽出物を使った製品が、厳密にはＥＵでは認められないかもしれない、ということです。ＥＵの規格を満たす製品なら日本でも使えます。こういうことは加工食品に表示されている食品添加物の名前からは、なかなかわからないと思います。ステビアは原材料が天然物なのでこういうことが起こってしまうのですが、ほぼ純品の結晶が得られるようなものや、合成化合物ならそこまで規格がばらつくことはあまりありません。名前が似たようなものなのに規格が違うのは紛らわしいので統一すればいいという意見はもっともです。でもそれがなかなかできないのもまた現実なのです。

ＴＰＰ批判

日本ではしばらく前に、環太平洋パートナーシップ（ＴＰＰ）協定交渉が政治的話題になりました。ＴＰＰをめぐる議論の中で、米国の基準が採用されると日本の食の安全が脅かされるという主張がありました。
たとえば『月刊ＪＡ』という雑誌の二〇一二年二月号で「ＴＰＰと『食の安全・安心』」というタイトルで、東京大学の鈴木宣弘教授がこう書いています。[22]

アメリカから日本に農産物を輸送するときのポストハーベスト（収穫後）農薬、食品添加物などの安全基準も、アメリカが採用している緩い基準への調和が求められる可能性がある。食品添加物でいうと、日本では八〇〇種類くらいしか認めていないが、アメリカは三〇〇〇種類認めているし、農薬の残留基準についても、ものによってはアメリカでは日本の六〇～八〇倍も緩い基準が採用されている。こうして日本の多くの安全基準が緩和される可能性がある。

農林中金総合研究所『農林金融』（二〇一六年四月）では、取締役基礎研究部長の清水徹朗氏がこう書いています。[23]

Codex委員会で認めている「国際汎用添加物」は九五〇あるが、その中には日本では認可されていないものもある。また、日本で認可されている食品添加物（一部の香料を除く指定添加物と既存添加物）は六六七品目であるが、米国で認可されている食品添加物は二・五倍の一六一二品目ある。

米国は対日改革要望書でこれまで食品添加物の認可拡大を求めてきており、日本は追加要求のあった四六の添加物のうち既に四二の審査・認可を終え、残り四つも認可される見込みである。

TPPによって米国からの追加認可の要求がさらに高まり輸入食品の食品添加物が増大すれば、食品の安全性が損なわれる懸念がある。


どちらも日本の農業を守るためにTPPに反対する立場で書かれたものですが、米国のほうが日本より食品添加物が多く、したがって食品が危険だという主張になっています。

それぞれ日本と米国の添加物の数が違っているので何を指しているのか明確ではないのですが、日本の数字は「指定添加物」の四五四（平成二八年一〇月時点。令和元年六月時点では四六三）、「既存添加物」の三六五（平成二八年一〇月時点。令和二年二月時点では三五七）を基本に数えて、「天然香料」「一般飲食物添加物」は含まないもののようです。米国の数字は連邦法で定める食品添加物約六〇〇やGRASの届け出リスト約七〇〇、米国で食品に加えられるすべてのもの（EAFUS）リスト約四〇〇〇といったものから、何らかの計算をして導出したものと推定しますが違うかもしれません。

いずれにせよ、これまで述べてきたように単語が食品添加物（food additives）であってもその定義は異なり、ステビアのGRASのように日本で三品目のものがGRASでは三八あるなど、比較できない数値を並べています。そして食品添加物の数が多いことが食品が危険である証拠と主張していますが、逆でしょう。GRASや食品添加物としてきちんと評価されているものの数が多いということは、それだけ多くの知見があるということで、むしろ歓迎すべきことです。たとえば日本では、塩は食品添加物として指定されていないので不純物の多いものでも販売できます。しかし食品添加物として規格を厳密に定めれば、不純物の多いものは使えなくなるのです。どちらが安全性が確保されているといえるでしょうか？

日米比較ということで一つ面白い例があります。希少糖と言われているものが日本で大々的に宣伝されて食品に使用されています。これは食品衛生法の食品添加物の定義を素直に読めば食品添加物でしょう。しかし日本で食品添加物としての認可申請はされていません。脱法といってもいいような状況になっています。その一方で米国にはGRASとして届け出がされているものがあります。GRASでは製造業者ごとに規格の違うものが申請されるので一概には言えませんが、現状で使用されている量では安全性には問題はないだろうとは考えられます。希少糖は上述の「米国のほうが食品添加物の数が多い」という主張の原因の一つでもあります。日本では使われているのに数に入らず、米国ではデータが届け出られているので数えられる、という実態を知ったうえで「米国のほうが数が多いから危険」と言えるのでしょうか？　食品添加物を毛嫌いする一方で、法的にはかなりグレーな状況にある物質を、健康によさそうとすら宣伝して販売していることを称賛している現状は望ましいでしょうか？

三　食品添加物だから……

食品添加物が悪いという主張

各種の世論調査やアンケートで、食品の安全に関して消費者が不安に思っていることを調べた結果を見ると、常に「食品添加物」が上位に入っています。おそらく回答している多くの人は食品添加物の定義についてはそれほど厳密には考えていないと思いますが、漠然と「食品添加物は悪いもの」と思いこまされているようです。またかなりの人が、何らかの形で食品添加物はよくないものだという教育を受けたことがあるようです[24]。確かに学校の家庭科の副読本などではかつて、「食品添加物は発がん性があるので避けましょう」などと事実ではない記述がされていたものがありました。教科書については検定があるのであからさまな間違いはありませんが、学校の先生向けの教材についてはそこまで精査されていないので、なかにはひどいものもあるようです。たとえばTOSS（教育技術法則化運動）という「教師が作る、指導案・教育技術の共有ウェブサイト」では、「食品添加物に関する授業」として体にひどい害を与えるといった内容の授業を複数紹介しています[25]。

こうした授業の元ネタとしてよく使われるのが、食品の安全性に関するしっかりした専門書ではなく、自称食品問題の専門家やライターなどが書いた一般向けの書籍です。それらの書籍には事実誤認レベルでの間違いが多く、とても教材には使えないレベルなのですが、よく売れています。たとえばベストセラーとなっている『食品の裏側』という本では、添加物として使ってていいかどうかの基準が「ネズミに、Aという添加物を一〇〇グラム使ったら死んでしまった。じゃあ人間に使う場合は一〇〇分の一として、一グラムまでにしておこう」というやり方で決めていると書いてあります。[26] 大雑把な説明と釈明していますが大雑把すぎますし間違いです。安全性試験に使う動物は一種類ではないし、死亡はエンドポイント[27]ではありません。半数致死量（LD_{50}）[28]は、現在はほかの化合物の毒性の指標としてもほとんど使いません。このようないいかげんな記述を読んで納得してしまう学校の先生というのも残念なことなのですが、食品安全委員会や厚生労働省が無料で提供している説明よりも、この手の嘘のほうが多く流通してしまっているというのが現状です。こうした主張の間違い探しをするのが本書の目的ではないのでこれ以上は割愛しますが、「食品添加物が悪いという主張」を聞きたい人が多くいてそれがお金になるという世の中で、消費者は学校でも大人になってからも正確な情報を得るのが難しくなっています。

西島基弘先生は食品添加物が消費者に忌避される理由として、以下を挙げています。[24]

・品のない無添加宣伝をする企業

・ヘンな教育、ヘンな教科書
・ヒトの不安を餌にする一部の大学教員、自称評論家
・知らないことを自信たっぷりに言う解説者・報道・バラエティー番組
・売らんかなの報道

このようなことをする人たちの中には「消費者の味方」を自称する団体もあるのが困ったところですが、日本の消費者は適切な情報を与えられていないなかで判断させられている、という食品添加物に限らない非常に大きな問題があります。

適切な情報が提供されるためにはどうすればいいのか、というのが食品に関しては常に問題です。

食品はもともと何が含まれるのかわかっていない、「未知の化学物質のかたまり」です。食品添加物とは、そのような食品の中でも例外的に成分も、どう使えばいいのかもよくわかっている、安全な使い方を確認された「優等生」と言えます。食品の成分のすべてが、食品添加物として認められるための条件を満たすことはできないのです。安全性に関する基準をクリアして食品添加物になれないもの、なろうともしないものが食品として販売されているのが実情であるということを知ると、なぜ多くの人たちが食品添加物を悪者扱いし、食品添加物さえなければ食品は安全であるかのように言い、無添加が宣伝文句として通用するのでしょうか？

原材料名
果実（りんご、レモン、マンゴー、パッションフルーツ）、ボタンボウフウ葉粉末（与那国島産）、精製ハチミツ、ぶどう（茎・新芽・若つる）エキス、シベリア人参エキス、ビタミンC、クチナシ色素、安定剤（増粘多糖類）

主な配合成分
長命草、シベリア人参、レスベラトロール

図 1-3　ある化粧品メーカーが販売している飲料の成分の抜粋

図1－3は、ある大手化粧品メーカーが販売している飲料の成分です。化粧品のブランド名で、販売員が化粧品とセットで販売しているものなので一般の小売店ではあまり目にしないと思いますが、美容への何らかの効果を口頭で宣伝していると考えられます。この製品の原材料名のうち、ビタミンC、クチナシ色素、安定剤（増粘多糖類）は食品添加物でしょう。これらは適切に使われていれば安全上の問題にはならないと考えられます。しかしおもな配合成分の一つである「レスベラトロール」の原料と考えられるのは「ぶどう（茎・新芽・若つる）エキス」ですが、これは果たして食品でしょうか？　ブドウは果実なら食品です。種は間違って食べることはあると思いますが普通は食べません。蔓や茎はそれ以上に食べないのではないでしょうか？　これが「美容によい」かどうかはともかく、食品としての安全性が確認されているものだとはとうてい考えられません。食品添加物なら事前に安全性を証明して承認されないと使えない

のに、食品であると強弁すればどんなものでも使われて販売されてしまう、というのが現状なのです。

食品添加物悪玉論は、そういう都合の悪い、より大きな問題から目をそらしてしまう役割を担っているように見えます。

食品添加物だから安全？

食品添加物は安全性を確認しないと使用が認められないので、安全性についてのデータのない一般的な食品より安全です――ここまでそういう趣旨のお話をしてきました。しかしこれを「食品添加物だから安全です」と解釈してはいけません。食品添加物として認められている物質だから安全なのではなく、食品添加物として認められている物質を食品添加物として認められている使用条件で使うなら安全なのです。食品だから安全なのではなく、食品として全体的に健康的な食生活の一部として適切に食べれば安全ということと同じです。

食品添加物は、食品添加物としての使用目的で適切に使用された場合には、ヒトの健康に重大な危害を与えることはないのですが、食品添加物としてではなく別の目的で使われた場合には、健康被害の原因となることがあります。

●グァーガム

グァーガムという食品添加物があります。世界中で食品添加物として使用されているもので、日本でも増粘安定剤として使われています。グァー（*Cyamopsis tetragonolobus Taubert*）の種子から得られた多糖類を主成分とするもので、ゼリーやドレッシング、ソース、アイスクリームなどに使われています。とくに目立った毒性はなく、ADIは設定されていません。グァーガムのような多糖類は、寒天やコンニャクなどがその仲間ですが、水を含むとかさが増すので便の量を増やしてお通じをよくしたり、食事と一緒に摂ると糖や油の吸収に干渉して血糖や血中コレステロール濃度の増加を抑制する作用があります。そのためいわゆる健康食品として販売される場合があります。

米国では一九八〇年代にグァーガムを主成分とした錠剤が流行しました。とくに大々的に宣伝されたものは商品名 Cal-Ban 3000 というものです。この製品はおもに痩《や》せる効果を謳って販売されました。多糖類の下剤としての作用やコレステロールや血糖を下げる作用についてはは根拠があるものの、体重が減るという確実な根拠はありません。しかし販売業者は「Cal-Ban 3000 はあなたが食べた食品に結合して吸収を阻害し、カロリーを減らして痩せる。痩せすぎに注意！」などと宣伝していました。このような誇大な痩せるという宣伝に対しては、虚偽あるいは誤解を招くものであると指摘されて対応はされていたものの、安全性についてはとくに問題がないという認識だったのか、FDAは最初のうちは対応しなかったようです。しかし一九九〇年、『ガストロエンテロロジー』という雑誌に、Cal-Ban錠剤を水と一緒に飲んで消化管が完全に閉塞した二一歳と六六歳の二人の男性の症例が報告されました[29]。詰まったものを取り除くのに、全身麻酔下での内視鏡手術が必要だったとのことです。

この報告がメディアに注目され、テレビ局がCal-Ban錠剤で食道閉塞になった人のインタビューやFDAが危険性を認識していなかったことなどを報道しました。注目されると被害者の報告が増えるのはこの手のものの常ですが、被害者の数は病院で治療が必要だった人だけでも五〇人以上はいると報告されました。世論に押される形でFDAは対応することになり、Cal-Banについては病気の治療効果を宣伝している未承認医薬品であり回収するようにと警告し、同時にCal-Banによる食道閉塞で一人が死亡していることも発表しました。最終的にCal-Ban 3000は市場から姿を消しました。

この事例では消化管の閉塞を招いた理由は錠剤が水を吸って膨らんだからで、摂取する形態と量が不適切だったわけです。ドレッシングやソースに添加物として使用されたものを食べる場合には、そのような影響はほぼ考えられません。

●D－ソルビトール

日本でも似たような事例がありました。二〇〇三年、「食べれば痩せる」と宣伝して販売されていた中国原産の健康食品「鳳凰軽身痩《ほうおうけいしんそう》」（タピオカ入りココナツミルク）を飲んで下痢をしたという報告が全国から一五件寄せられ、この製品を輸入販売している会社の所在する東京都が調べたところ、D－ソルビトールが下剤として使用される場合と同量添加されていたことがわかって回収するよう命令した、という事件です。その後この会社は破産し、回収責任を果たしていません。D－ソルビトールは食品添加物としての機能は甘味料ですが、医薬品としても登録されていて、日本薬局方解説書では二〇～三〇グラムで緩下作用があると記載されています。鳳凰軽身痩に含まれていたのは一缶（二六〇グラム）当たり二八・六グラムでしたが、下剤として販売されていたわけではなく、食品として販売されていました。D－ソルビトールは甘味料と表示されていました。

D－ソルビトールは大量に摂った場合の下痢以外にはとくに重大な毒性はなく、安全性の高い物質です。そして甘味料という性質から、普通は必要以上に大量を使うことはないと考えられます。普通の食品はおいしくなければ売れないので、味が大量摂取を防ぐ機能を果たしていますす。ところが「健康食品」となると、ひどい味や食感でも食べたり飲んだりしてしまう場合があるようです。一般的には、錠剤やカプセル剤のような味や食感を気にしないようにしている形態のものと違って、普通の食品の形態をしているものは過剰摂取になりにくいとされているのですが、痩せたいという「思い」が味覚という人間にとって重大な防衛機能を無効にしてしまうのでしょう。

この事例ではD－ソルビトールは食品添加物に偽装されて、実際には下剤として使われていたわけです。[30]

●にがり

日本ではまた、にがりダイエットというものが一時期流行しました。[31]二〇〇三年にテレビ番組で紹介され、食品添加物の「にがり（塩化マグネシウム）」が多くの食品販売店の棚に並びました。にがりの主成分は塩化マグネシウムで、マグネシウムは医薬品では下剤として使用されています。にがりダイエットで効果があったという人は、便秘の解消か下痢によって一時的に体重が減ったのかもしれません。もちろんそれは体脂肪が減ったわけではないので、痩せたとは言いがたいものです。また、にがりの過剰摂取は電解質バランスを変えるので心臓などの筋肉の働きに影響します。にがりの大量摂取により高マグネシウム血症となり心停止に至った症例なども報告されています。[32]にがりを使って豆腐をつくり、その豆腐を普通に食べていれば、にがりが原因となる健康被害が起こることはまずありません。しかしにがりを、豆腐をつくる以外の目的で使った場合の影響に関しては、食品添加物としての安全性評価の結果は何も保証しません。食品添加物として認められている製品なので安全ですといった宣伝文句は、「食品添加物として使った場合」という条件を意図的に省いていることに注意が必要です。

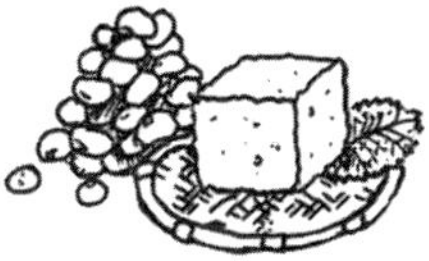

●**活性炭（チャコール）**

活性炭は食品の加工の際に、ゴミや有害物質を取り除くろ過工程で使われたりする食品添加物、加工助剤です。普通に想定されている使用方法では最終的な食品にはほとんど残りません。物理的にはほぼ無機物の炭素で、食べても代謝されることはなくそのまま体外に排出されますのでとくに毒性があるという報告はなく、ＡＤＩも設定されていません。食品添加物としては、有害重金属などの汚染物質の濃度に関する規格を満たす必要があります。有機物をただ高温で炭にしただけでは、原材料に含まれるものや燃焼に伴って生じた有害物質が残っている可能性もあります。この黒い粉が、健康によいと宣伝されて販売されたりすることがあります。厳密にはそれは、食品添加物として想定されている使用目的とは違いますので、安全性が確保されているとは言えません。ただ毒性が低いので、直接的な健康被害につながる可能性はあまりないだろうとは考えられます。

これらに対して適正な使い方ではないとして取り締まりを行っている国もあります。韓国では二〇〇九年に、当時の韓国食品医薬品局（ＫＦＤＡ）が炭を食用として販売する行為を継続的に取り締まる計画を発表し、食用として販売されている炭や活性炭は食べないよう国民に警告しています。食品添加物として承認された活性炭であっても、製造工程上の脱色・脱臭（ろ過補助）の目的に間接的に使うことが認められているだけで、食品として食べたり調理の際に使った場合の安全性はまったく確認されていないとして、炭や活性炭を食用に承認されていると謳って販売したり、下痢・消化不良などに効果があるかのように虚偽広告・販売していたインターネットサイトを摘発・告発しています。

フィンランドでは二〇一一年にフィンランド食品局（当時はEVIRA）が、活性炭製品についての間違った情報は危険な可能性があると注意喚起しています。Sorbexという活性炭製品が「アルコールなどの毒素が過剰に人体に蓄積した場合」に使うようにと宣伝して販売されていたからです。さらに広告には「Sorbexを一日一～三カプセル（三〇〇～九〇〇ミリグラム）、三～一五日飲むと小腸からの毒素の吸収を抑制できる。たとえばアルコールの飲みすぎや薬物や毒キノコを食べたときに」とありました。これについてEVIRAは「活性炭はアルコールを吸収することはなく、したがってアルコール中毒の治療には使えない。アルコール中毒の予防や治療のために活性炭を食べることは危険な事態を招く可能性がある。活性炭は多くの物質の吸収阻害作用があるので急性中毒の応急処置に使われることがあるが、その場合の使用量は成人で五〇～一〇〇グラムであり、この製品の推奨使用量の五〇～三〇〇倍である。もしも毒キノコを食べてこの製品で十分だと思ってほかの対処をしなかったら、毒の量と種類によっては命に関わる事態になる可能性がある」と言っています。

活性炭そのものには毒性がそれほどなくても、その宣伝の仕方によって間違った使い方をされ、結果的に健康被害につながる可能性があるわけです。何かを安全なものにするか安全でないものにするかは、その使い方によるという事例です。間違った情報こそが安全を脅かすのです。

日本でも食品添加物の活性炭を、デトックスやダイエット用と称して個人向けに販売している業者もいるようです。これらは食品添加物として想定されている使用方法ではありません。ただ日本の場合使用基準が定められていないので、韓国のような取り締まりは行われていません。この点に注目すれば、日本は韓国より食品添加物の規制が緩いと主張することも可能でしょう。先述した、登録されている食品添加物の品目数が多いとか少ないとかいう主張に、あまり意味がないという事例でもあります。

世界中で常に目新しい商品を開発し続ける人たちは、既存のものであっても想定されていない使い方をすることがあります。その際に「食品だから安全」「食品添加物だから安全」といったハザード情報をもとに判断をすると、安全性を脅かす可能性もあります。リスクを知るには、そのものの固有の性質（ハザード情報）だけでは不十分で、使用する方法とその結果としての暴露量を考える必要があります。

四　ベビーフードで考える食品添加物の有効性

食品の安全性についての間違った思い込みが食品安全を脅かしている事例として、ベビーフードについて考えてみます。

ヒジキに含まれる鉄とヒ素

ベビーフードはおもに離乳期の赤ちゃん向けに販売されている各種食品のことで、安全性についてはほかのカテゴリーの食品以上に重要だとみなされています。ベビーフードを食べるのはまだ小さい赤ちゃんですし、それを買うのはいろいろなことが不安な新米ママですから当然のことです。実際ベビーフードの製造には事業者も高い水準の衛生基準を適用し、宣伝でも安全性を謳っている場合が多いです。欧州ではベビーフードについては重金属やカビ毒などの各種汚染物質について、成人用の食品とは別の厳しい基準を設定している場合もあります。

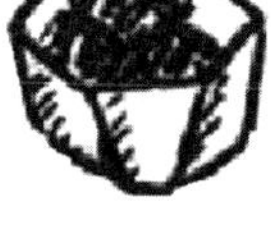

ベビーフードは赤ちゃんが食べ物を食べる訓練のために口にするものでもありますが、栄養上の必要性もあります。母乳だけでは不足しがちな栄養素の代表的なものが鉄です。したがってベビーフードにはある程度鉄が含まれていることが望ましいです。しかし鉄を多く含む食品はおもに肉などの動物食品で、日本では離乳食を始めたばかりの赤ちゃんにはあまり勧められていません(33)。できれば植物食品で鉄を摂りたいと考えてよく使われるのがヒジキです。ヒジキを使ったベビーフード製品は結構あります。

ところがこのヒジキは、発がん性のある無機ヒ素を多く含むために、欧州やオーストラリアなどでは販売禁止あるいは基準値を設定して厳しく管理されている食材です。海藻や海産物はヒ素を含むものが多く、その多くは有機ヒ素という比較的毒性の低い化合物類なのですが、ヒジキとその仲間の一部の海藻（ホンダワラ）は無機ヒ素として含むのです。無機ヒ素はヒトでの発がん性が確認されていて、その作用は遺伝毒性（遺伝子を傷つける）による可能性が高いため、放射性物質と同じように、摂取量は実行可能な範囲でできるだけ少なくすべき（as low as reasonably achievable：ALARA）ものです。そのため欧米だけではなく韓国でも、二〇一八年にヒジキを含む加工食品に対してヒ素の基準を設定し、無機ヒ素を減らすためのヒジキの調理法ガイドを発表しました。

栄養士さんが食品の栄養を計算するときに使う「日本食品標準成分表」には、食品のタンパク質や脂質などの栄養成分のほかに、鉄やカルシウムなどのミネラルの含量も記載されていますが、鉛、カドミウム、水銀、ヒ素といった有害物質の量は記載されていません。ですから栄養士さんがメニューを考えるときには有害物質のことはほとんど考慮されません。成分表を見ると、ヒジキは植物食品なのに鉄分が多いので、ベビーフードにぴったり、と思ってしまうのも無理はありません。ところがこのヒジキの鉄の大部分は、じつはヒジキをゆでるのに使った鉄の釜由来であったことが、二〇一五年版の「日本食品標準成分表（七訂）」で明らかになったのです。この改訂により、ヒジキ（干しヒジキ、乾燥品）の可食部一〇〇グラム当たりの鉄分含有量は、鉄釜だと五八・二ミリグラム、ステンレス釜だと六・二ミリグラムとなりました。

約一〇分の一に減ったわけです。そして日本では昔は鉄釜を使って加工していたものを「食の安全・安心」の観点から、異物混入原因を取り除くためにステンレス釜に変更してきた経緯があるそうです。まさにヒジキの鉄の多くは「釜から混入した異物」だったわけです。

鉄とヒ素の摂取量

それでもヒジキに鉄は含まれるので、やっぱり使いたいと思うかもしれません。デメリットよりメリットが大きいなら、意味はあると考えられるでしょう。ではヒジキを食べることでどのくらいのヒ素と鉄を摂取することになるのか、少し検討してみます。

まず離乳食を食べている時期の六〜一一カ月の子どもの鉄の食事摂取基準は、必要量が一日三・五ミリグラム、推奨量が五・〇（女の子は四・五）ミリグラムとなっていますので、わかりやすい目安の数値として一日五・〇ミリグラムを採用しましょう。もしもヒジキだけから五・〇ミリグラムの鉄を摂ろうとすると、食品標準成分表（七訂）のステンレス釜を使ったヒジキの鉄の値である一〇〇グラム中六・二ミリグラムという数字を使うと、約八〇グラムの干しヒジキで鉄五ミリグラム程度になります。

一方無機ヒ素のほうは、農林水産省の調査によると乾燥ヒジキの総ヒ素濃度の最小値が二八ミリグラム／キログラム、最大値が一六〇ミリグラム／キログラムです。文献からヒジキのヒ素の大部分は無機ヒ素ですので、乾燥ヒジキ一キログラム当たり一〇〇ミリグラムと仮定しま

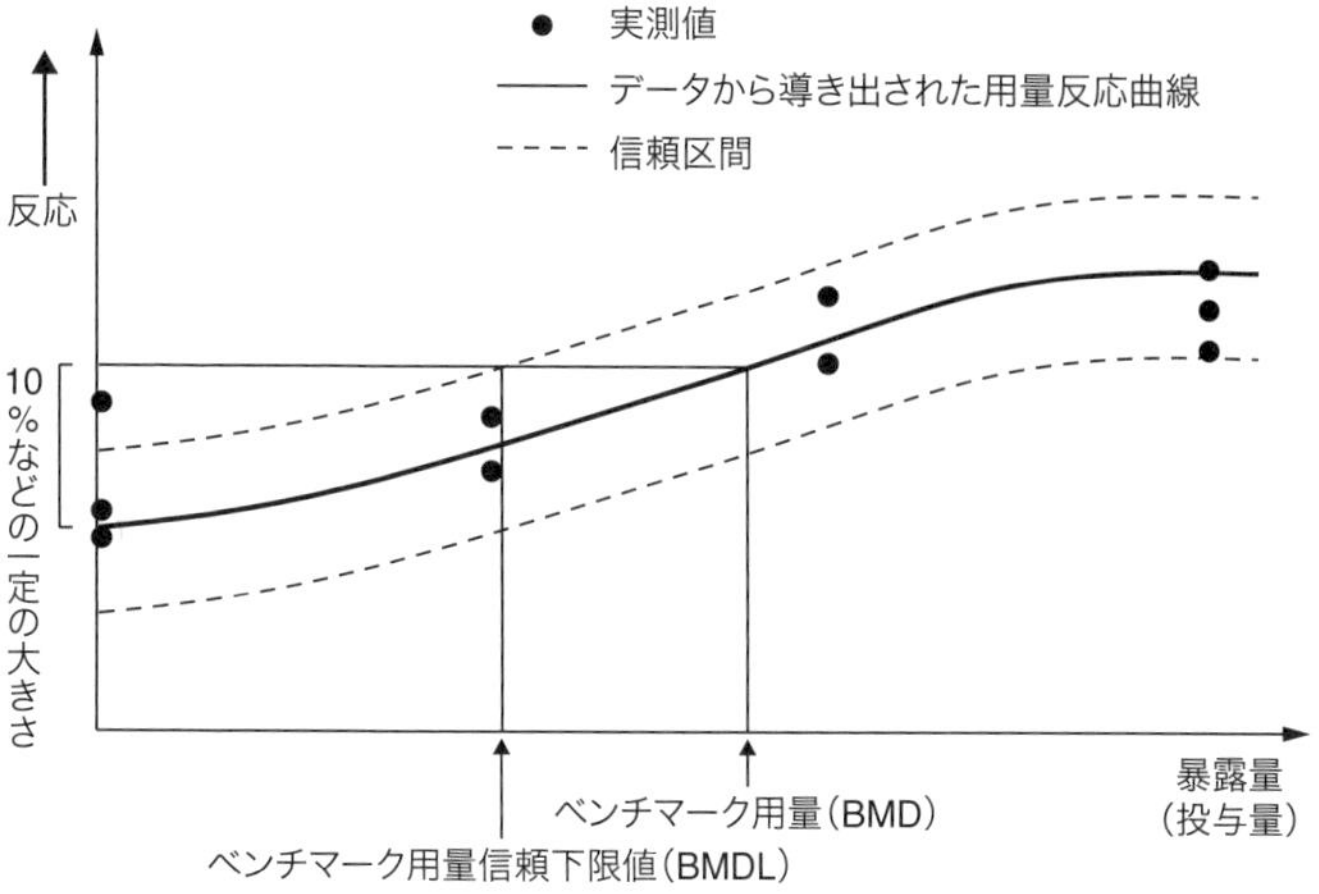

図 1-4　ベンチマーク用量信頼下限値（BMDL）の考え方

しょう（キリのよい数値を選んでいます）。すると八〇グラムだと八ミリグラム程度になる計算です。これがどういう数値なのかを考えてみます。

ＥＦＳＡが食事由来の無機ヒ素についてリスク評価を行い、$BMDL_{01}$として〇・三〜八マイクログラム／キログラム体重／日という値を設定しています。これは疫学研究においてヒトのがんが一％増加するヒ素摂取量の、統計学的な信頼区間のうち低いほうの量という意味で、事実上発がん影響が確認されないぎりぎりの濃度といったところになります（図１－４）[34]。国際機関であるＪＥＣＦＡは$BMDL_{05}$で三マイクログラム／キログラム体重／日という値を出しています。こちらはヒトのがんが五％増加する量で評価しているので、$BMDL_{05}$という書き方になっています。つまり赤ちゃんの体重が一〇キログラムくらいだとすると、一日に摂取する無機ヒ素の量は三〜三〇マイクログラム以内にとどめたほうがよいということです。鉄を干しヒジキだけで摂ろうとした場合のヒジキ由来のヒ素八ミリグラムは、その二六〇〜二六〇〇倍です。さすがにこれはあり得ないシナリオですが。

ヒジキのヒ素は調理前に下処理することで減らせることが報告されています。農林水産省によると、乾燥ヒジキを水戻ししてその水は捨て、さらにゆで、お湯を捨てて流水で洗浄することで無機ヒ素を一〇分の一にできるそうです。このとき鉄も同時に減りますが、七割は残るとのことです。つまり同じ鉄の量を摂るときの無機ヒ素の量を約七分の一にすることができるというわけです。しかしそれでヒジキ由来のヒ素約八ミリグラムが一ミリグラムになったとしても、まだ目安となる無機ヒ素の量の数十倍から数百倍となってしまうことになります。

さてここで食品添加物の登場です。鉄を含む食品添加物は何種類かあるのですが、代表的なものとしてクエン酸鉄を取り上げます。食品添加物の規格や分析法について記してある「食品添加物公定書第九版」によると、この添加物は鉄を一六・五〜一八・五%含みます。つまりもしも五ミリグラムの鉄を摂りたいのなら、三〇ミリグラム程度使えばよいということになります。食品添加物ですので汚染物質についても基準があり、ヒ素についてはAsとして三マイクログラム／グラム以下と定められています。もしも食品添加物のクエン酸鉄に、基準の上限ぎりぎりのヒ素が含まれていたとしても、三〇ミリグラムを使った場合ヒ素の量は九〇ナノグラム、つまり〇・〇九マイクログラムです。

数字がたくさん出てきて混乱してしまったかもしれませんが、比べたいのは鉄を摂るのにヒジキを使う場合と、食品添加物を使う場合のヒ素の摂取量です。鉄を五ミリグラム摂るためには、ヒジキを使うのならヒ素を減らすためにゆでたり洗ったりして手間をかけても、ヒ素を一ミリグラムくらい摂ってしまいます。食品添加物の鉄を使えば、同じ量の鉄を摂るのにヒ素は最大でも〇・〇九マイクログラムにしかなりません。一ミリグラムは一〇〇〇マイクログラムですから、その差は一万倍以上あります。まさしく「桁が違う」のです。食品添加物なら安全性の指標となるヒ素のBMDLを超える心配はまったくありません。

食品添加物を使う意味

食品添加物は食品をより安全によりおいしくするなどを目的とし、また、鉄やカルシウムなどの栄養素の場合には必須栄養素を不足することなく多くの人に摂ってもらうための、知恵の結晶という側面があります。鉄鍋由来の鉄では不純物としての有害重金属などの濃度は不明で、食品に含まれる量も一定ではありません。鍋は食べることを意図したものではないので安全基準の考え方も違います。それに比べたら食品添加物の鉄のほうがはるかに安全ですし、量も正確に管理できます。繰り返しになりますが、無機ヒ

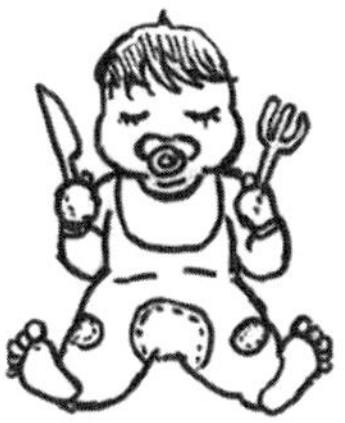

素は「実行可能な範囲でできるだけ摂取量を少なくすべき」ものです。

ここまで理解したら、赤ちゃんに必要な栄養を供給できる安全なベビーフードをつくるには、鉄強化を利用すればいい、という結論になるはずです。実際あるメーカーの製品設計や安全性担当の方はそう言っていました。ところがベビーフードの宣伝・販売担当者には「添加物を使わない」ことが何より大事という考えを強固にもっている人が少なからずいます。仮に企業の担当者が添加物のメリットを理解したとしても、「消費者は食品添加物を使わないものしか買いたくない」という消費者意識調査の結果などから、やはり製品にはしないでしょう。企業は慈善活動をしているわけではないので、利益が出ないと判断されればつくりません。そうした一連の判断の積み重ねで、日本の赤ちゃんはヒ素の多いベビーフードを食べ続けることになってしまっているのです。

もともと、小さい子どもをもつ親が望んでいたのは、より安全なベビーフードだったはずです。ところがその望みに応えるはずだった対応（食品添加物を使わない）が、逆にリスクの高いもの（天然の有害物質を多く含むものを使う）を選ばせることになっているのです。何が間違っているのでしょうか？　天然物なら安全で食品添加物は危険だという思い込み、です。そしてこの間違った情報は何度も何度も繰り返し本や雑誌やネットに記述され、メディアで報道され、学校の先生が子どもたちに教え、各種講演や勉強会と称するイベントで伝えられて強化されています。ひょっとしたらこの本を手にしているあなた自身も、家族や友人との会話の中で添加物は避けたほうがいいよね、といったことを伝えたことがあるかもしれません。それに比べると食品安全委員会や厚生労働省からの食品添加物の安全性に関するメッセージは、圧倒的に劣勢です。

間違った情報には実害があります。そして間違った情報のほうが社会に広く浸透してしまっているとき、消費者個人個人が間違いに気がついても対応できない、つまり買いたい商品が売られていない、という状況に陥ります。

第2章

気にすべきはどちらか——減塩と超加工食品

†健康のためには減塩が大切という認識が広がっている
†超加工食品という新しい流行語の意味を考える

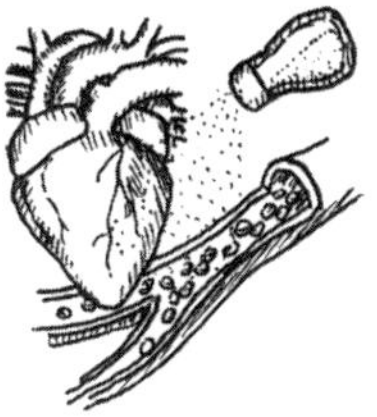

第1章で、塩は食品添加物に分類されるため、米国食品医薬品局（ＦＤＡ）は減塩対策に関する情報を食品添加物のカテゴリーの中で扱っていることを紹介しました。

この塩こそが、もっとも注意すべき「食品添加物」です。法律上は塩を食品添加物に分類している国もそうでない国も、食事から摂取する塩をどうやって減らすかが国民の健康を守るための最優先課題の一つとなっています。ここ最近の塩に関する世界の話題を紹介してみましょう。

また、食品添加物に関連する最新の流行語としての「超加工食品」という言葉についても説明を試みます。

一　世界の減塩対策

ＷＨＯの減塩目標

まず最初に世界保健機関（ＷＨＯ）による減塩の目標について確認しておきましょう。ＷＨＯは言うまでもなく、世界のすべての国を対象にして疾患予防と健康増進のための提言を行っています。ＷＨＯの提言を各国が採用するのは義務ではありませんが、重要な参照値ではあります。ＷＨＯが成人の一日摂取量の目安としているのは、塩で一日五グラムあるいはナトリウムで二〇〇〇ミリグラムです。塩で表現するかナトリウムで表現するかは国によっても違いますが、その国の国民にとってわかりやすいほう、なじんでいるほうを使えばいいわけです。塩とナトリウムの関係は次の式で表されます。

ナトリウム（mg）×2.54÷1,000＝食塩相当量（g）

※ナトリウム約四〇〇ミリグラムで食塩約一グラムに相当

二〇一六年に更新された減塩についてのファクトシートでは以下のように記述しています[1]。

・一日五グラム以上の塩の摂取と三・五グラム以下の不十分なカリウム摂取は、高血圧に寄与し心疾患と脳卒中のリスクを上げる。
・食事からのナトリウムのおもな摂取源は塩であるが、グルタミン酸ナトリウムにも由来する。
・ほとんどの人は塩の摂りすぎで、平均一日九～一二グラム、推奨される量の約二倍摂取している。
・成人の塩の摂取量を一日五グラム以下にすると、血圧と心血管系疾患、脳卒中、冠動脈心臓発作のリスクを下げるのに役立つ。
・WHO加盟国は、世界の人々の塩の摂取量を二〇二五年までに三〇％減らすことに合意している。
・減塩はもっとも費用対効果の高い健康対策である。
・推奨レベルまで減塩すると毎年二五〇万人の死亡が予防できる。

減塩のために、各国政府は啓発活動を行ったり減塩しやすい環境をつくったりする必要があり、国民の摂取量を監視し適切な政策をとるように求めています。個人レベルでは、食卓に塩を置かない、ナトリウムの少ない食品を選ぶ（これは食品に表示されていることが前提になっていますが）などです。さらに減塩に関する誤解として以下のような指摘をしています。

・「暑い日などに汗をかいたら塩を多く摂る必要がある」というのは間違いで、余分に摂る必要はない。
・「シーソルト（海水塩）はナチュラルだから製造された塩よりよい」ということはなく、塩と同様に健康に悪い。
・「塩がないと食べ物がおいしくない」については、最初はそうかもしれないが慣れる。
・「塩の心配をする必要があるのは高齢者だけ」ではなく、すべての年齢で摂りすぎはよくない。
・「減塩のしすぎは健康に悪い」については、現状塩の摂取不足になることは考えにくい。

基本的にすべての国で減塩に取り組むように勧めています。

他国のモデルになった英国の減塩対策

世界に先駆けて国を挙げて減塩キャンペーンを行ったのは英国です。英国は食品基準庁（FSA）が二〇〇四年から、九グラム以上だった成人の一日の塩（塩化ナトリウム）の摂取量を二〇一〇年までに六グラムにすることを目標に、ナメクジSidを広報キャラクターに採用して一般向けの啓発活動を行いました。同時に企業に対しては、加工食品の段階的減塩を要請しました。ナメクジSidは、市販の食品を食べた両親や兄弟が塩のせいで死んでしまったために減塩活動家になった、というストーリーがあり、ウェブで子ども向け絵本の形で提供されていました。等身大の着ぐるみとしても活躍しました。キャラクターの造形もストーリーも、日本だったらこうはならないのではないかと思うのですが、そこは英国風のユーモアなのでしょう。Sidを使ったキャンペーンに対して、塩製造業者の団体が広告基準庁（ASA）に対して苦情申し立てを行っていますが、ASAはSidが塩の摂りすぎが健康と心臓に悪いということについて間違った印象を与えるとは言えないと判断し、業界側の言い分を却下しています。むしろこの苦情申し立てによって、Sidの活動へのお墨付きが得られたとも言えます。

食品事業者向けには——強制ではなく任意の計画として——各食品のカテゴリーごとに減塩目標を定めて、少しずつ減塩していくという方法をとりました。急に減塩すると消費者から拒否される可能性がありますが、少しずつ段階的に、たとえばパンならパンの業界全体で足並み揃えて減らすことで、ある程度までは消費者が気がつかないうちに減塩できるというわけです。市販食品中の塩分はFSAが調査するだけではなく、CASH（Consensus Action on Salt & Health〔塩と健康に関する合意活動〕、現在はAction on Saltと名称変更）という独立した団体が公衆衛生専門の科学者の支持を得て減塩を推進しています。CASHはしばしば、市販食品の塩を調査してメディアに取り上げられてきました。有名シェフの名前で販売されている商品や個々の製品名を名指しして、「こんなに塩が多い」と非難するのは政府機関ではできないやり方だと思います。しかしメディアは無難で礼儀正しい政府機関の公式発表より、ある程度強い言葉でセンセーショナルな発表のほうを取り上げます。もともとCASHは、政府の減塩対策の方針の緩さに納得できない人たちが設立した団体ですが、結果的に政府機関との上手な役割分担ができているように見えます。公衆衛生のために広く寄付を集めることができる文化が背景にあるので、日本では難しいかもしれません。

政府の減塩目標の「二〇一〇年までに六グラム」は達成できておらず、目標達成年度は繰り延べられてはいるものの、二〇〇五年から二〇一四年までで一日〇・九グラムの減塩ができたと報告されています。そして二〇一七年には、減塩計画は添加された糖を減らす活動の一部に組み入れられて継続されています。砂糖を減らすのは子どもの肥満対策の一環で、減塩運動で成功した少しずつ目標を定めて減らしていく方法を、加工食品に添加される砂糖にも応用しようということです。

英国の減塩政策はその後多くの国のモデルになっています。

警告表示もある米国の減塩対策

米国では食塩ではなくナトリウムとして表現しています。

米国では一日のナトリウム摂取量の目標値について、しばらく議論が続いていました。米国心臓協会（AHA）は、二〇一一年の公式助言で一日のナトリウム摂取を一五〇〇ミリグラム（塩で三・八グラム程度）以下にすべきと述べています。(2) 当時の米国の食事ガイドラインでは二三〇〇ミリグラム（塩で五・八グラム程度）でした。ただし食事ガイドラインでは、高血圧などのあるハイリスク集団については一五〇〇ミリグラムを推奨しています。AHAは米国人のかなりの部分がハイリスク集団（五〇歳以上全員、アフリカ系アメリカ人、高血圧や糖尿病、慢性腎疾患などの疾患のある人）なので、すべての人に一五〇〇ミリグラムを推奨すると言っているので、実際にはあまり違いはありません。米国人の平均ナトリウム摂取量は三〇〇〇ミリグラム（塩で約八グラム）以上なのでいずれにせよ減塩すべきなのですが、この一五〇〇ミリグラムか二三〇〇ミリグラムかという論争がメディアで報道されると、「減らすべきである」「（そんなに）減らすべきではない」という対立があるような印象を与えてしまいます。この論争は、二〇一三年に米国医学研究所（IOM、現在は全米科学技術医学アカデミー〔NASEM〕健康医学部門〔HMH〕）が一日二三〇〇ミリグラム以下にすることを勧める根拠がないという報告を発表したときにピークを迎えました。(3)

厳しい減塩はむしろ害になる場合があるという記述があったため、多くのメディアが「減塩は不健康」であるかのように報道したのです。しかしIOMの報告は一五〇〇ミリグラムのほうが二三〇〇ミリグラムよりよいという根拠がないということであって、それは普通に生活している人では、なかなかそこまでの介入試験ができないことが原因なのかもしれません。いずれにせよ普通の米国人は減塩したほうがよいことに変わりはありません。一日一五〇〇ミリグラムというのは、現実問題として達成できそうにない数字なのです。減塩に関して専門家の間で論争があるので減塩する必要はない、と解釈してはいけません。減塩が必要であることに異論はありません。

具体的な減塩政策を先駆けて推進してきたのはニューヨーク市です。とくに二〇一五年九月九日から、チェーンレストランのメニューでナトリウム含量が一日の推奨総摂取量二三〇〇ミリグラムより多いものには、警告アイコンを表示しなければならないことになりました。これがもし日本で実施されたら、ラーメンや一般的な定食が警告を必要とすることになるでしょう。二〇〇六年から二〇〇七年にかけて、ニューヨーク市がレストランからトランス脂肪を排除しようとしたときには、その動きが日本でも数多く報道されました。しかし、二〇一五年のレストランメニューへの塩警告導入に関しては、それほど熱心に報道されなかったように思います。日本人にとってどちらがより問題かと言えば圧倒的に塩のほうなのですが。

そして国レベルでは二〇一六年に米国食品医薬品局（FDA）が具体的な方針を発表します(4)。米国人のナトリウム摂取量を二年以内に一日三〇〇〇ミリグラム、一〇年以内に二三〇〇ミリグラムにするために、食品事業者に食品分類ごとに個別の減塩目標を提示したのです。これは英国の方法と同様で、全体的に少しずつナトリウムを減らしていくことで、無理なく全員が減塩することをめざすものです。

欧米に倣った韓国の減塩対策

欧米より日本の食文化に近いのが韓国です。韓国の食品医薬品安全処は、大抵の場合欧米の大きな動きに倣って対応します。韓国では塩の表現にはナトリウムを用いています。韓国は二〇一〇年の国民の一日平均ナトリウム摂取量は四八七八ミリグラム（塩で一二グラム程度）だったとのことですから、日本人に劣らずナトリウム摂取量の多い国です。日本と同じように、ご飯におかずに汁物という組み合わせの食事をし、キムチをよく食べることがナトリウム摂取量の多さにつながっています。二〇一二年から業界向けに、加工食品の自主的ナトリウム低減促進を行い、二〇一三年には毎月第三水曜日を「汁のない日」に指定し、二〇一四年には二〇一七年までに韓国国民のナトリウム摂取量を二〇％低減、二〇二〇年までには三五〇〇ミリグラムにするという、期限つき数値目標を設定しています。ほかにも減塩料理のレシピコンテストを開催したり、一斉に減塩メニューを提供する減塩週間を実施したりと、あの手この手で広報や普及活動を行っています。

「汁のない日」というのは面白くて、韓国の食生活ではスープやチゲ（鍋料理）、麺類など、スープを使った料理からのナトリウム摂取量が多いことから、スープ対策の重要性を訴えているのです。韓国人の七五％が、毎食なんらかのスープを食べているという調査結果があるそうで、その習慣が変わらないと減塩は難しいというわけです。「汁のない日」には企業の食堂や給食のメニューには汁物料理を使わないようにします。ほかにスープ椀のサイズを小さくして液体の量を減らす運動も行っています。新しいレシピのコンテストも、食生活を多様なバランスの取れたものにするために、こうあるべきという枠に囚われないアイディアを政府が推奨する意味で面白い試みです。

それで韓国のナトリウム摂取量が劇的に減ったかというと、まだそこまでの成果は報告されていないようです。こういう生活習慣の見直しが必要な種類の啓発活動は、長く続けていく必要があるでしょう。

遅れをとる日本の減塩対策

日本では食塩相当量を使っています。厚生労働省が策定して推奨している「日本人の食事摂取基準(二〇二〇年版)」(5)では、成人の食塩相当量の目標量は、男性は七・五グラム/日未満、女性は六・五グラム/日未満となっています。この値は二〇一五年版の男性八・〇グラム/日未満、女性七・〇グラム/日未満より低くなってはいるものの、これまで紹介してきた欧米諸国に比べると高いものです。日本高血圧学会では目標値を欧米並みの一日六グラム未満としています(6)。

こう並べると厚生労働省の食事摂取基準がヘンだと思われるかもしれませんが、そういうことではなく、食塩の摂取量は一日六グラム未満が望ましい、ということについての見解は一致しています。ただ食事摂取基準では「実施可能性を考慮し」た結果この数字になったと説明しています。[7] WHOのガイドラインである一日五グラムと、「平成二八年国民健康・栄養調査」における摂取量の中央値との中間の値であると説明されています。目標と実際の値があまりにもかけ離れていると、目標を達成しようとする意欲がなくなってしまうからという配慮を加味した数字が目標量なのです。でも実際に食塩の摂りすぎが日本人にとって最大の問題の一つであるのは確かなので、危機感をもってもらうために五グラムあるいは六グラムを目標にする、という考え方もあるとは思います。ある男性が七・五グラム／日にできたから「目標達成、万歳！」というわけではないのですから。

そしてこの配慮した「優しい」減塩目標のせいか、日本の減塩政策には特筆すべき大きな目玉はありません。一般論として減塩を呼びかけてはいるものの、韓国ほどの力の入った啓発活動を政府主導で推進しているわけでもなく、業界に減塩日標を定めるよう指導しているわけでもありません。加工食品に義務とされた栄養成分表示すらまだ実装できていないのですが、その際に、食塩相当量をもっと目立つ位置に記載するようにという栄養成分表示検討会の提言[8]も、取り入れられることはありませんでした。レストランなどでのメニューへの表示もごく一部で自主的に行われているのみです。

こうした減塩への取り組みがなかなか進まない理由の一つに、安全と健康のための食事摂取基準とは異なる原理で動いている「和食の推進」があるのではないかと思います。和食の最大の欠点は食塩摂取量が多くなることで、減塩を推進することは和食の推進には不都合です。たとえば韓国が進めている「汁のない日」運動は、ご飯に味噌汁を基本とするという和食を食べる日を減らすことにつながります。しかしユネスコの無形文化遺産に登録された「和食」は、今の日本人が日々食べているもののことで、特定のメニューや料理のことを指すわけではありません。健康のために考えた、これまでになかったものでもそれが広く受け容れられれば「文化」です。昔のような高血圧と脳卒中の多い日本的食生活を維持したい、ではなく、健康的な食生活をしたいのが日本人の総意だと思います。

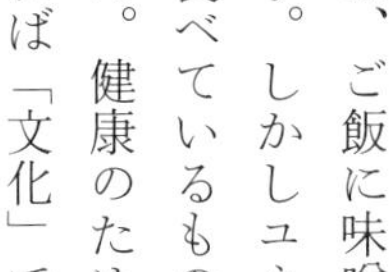

世界各国の減塩対策やメニューを眺めていて思うのは、日本人がおいしいと思う塩味がかなり塩辛いということです。多分「ごはんのおかずにちょうどよい味つけ」が、好ましい塩分濃度の基準になってしまっているのが原因なのではないでしょうか。毎食味噌汁を飲まないと気が済まないという習慣も問題ではありますが、野菜や肉の料理はそれだけでおいしく食べる前提での味つけが標準にならないと、減塩は難しいでしょう。

繰り返しますが、日本人の健康にとってもっとも害が大きい「食品添加物（WHOの定義による）」は食塩です。これをどうやって減らしていくかについては、個人でできることもありますし、政治主導で社会全体で取り組むべきこともあります。食塩は相当古い時代から食品の保存に広範に使われていたため、冷蔵庫が普及する前までは塩蔵した魚や野菜からの塩の摂取量が非常に多く、高血圧による脳卒中での死亡率が高い原因でもありました。日本では昭和の時代に冷蔵・冷凍技術と、食塩以外の保存料の使用により大幅に改善されましたが、まだ改善の余地はあります。保存目的以外に、パンやうどんのコシを出すために食塩が使われますが、代替できる添加物の研究も行われています。最終的に残るのは味つけ目的での使用になるかもしれませんが、それを減らすには新しいものを拒否しない柔軟さと慣れが必要です。

日本の法律で定義されている「食品添加物」を嫌って、食塩を多く使った昔風の梅干しなどがよいといった言説は、私たちの健康にとって有害無益です。伝統を守るためなら国民の健康は多少犠牲になってもよいなどという政策は許容できません。私たちや子どもたちのこれからの生き方がやがて伝統になるのだから、より健康的でより持続可能になるよう改善していくべきだと思います。

世界の減塩対策から見習うべきことはたくさんあると思います。

二　超加工食品とは何か

NOVA分類という考え方

二〇一九年一月、『週刊新潮』が「食べてはいけない『超加工食品』実名リスト」というタイトルの記事を掲載し、『THE BMJ』に二〇一八年二月に掲載された論文[9]を引用しながらオリジナルの解釈で（勝手にとも言う）、ある種の食品添加物を含むので危険な製品というリストをつくっています。この週刊誌の記事はもとの論文の結果とはあまり関係がなく、フランスでのネットアンケートで行った研究をもとにして日本で販売されている特定の食品の善し悪しが断定できるはずもありません。そもそも、もとになっているBMJ論文は英国サイエンスメディアセンターや国民保健サービス（NHS）で批判的に紹介されています。この週刊誌の記事とBMJ論文についてもいろいろな問題はありますが、ほかの解説記事[10]を参照してもらうとして、ここでは超加工食品（ultra-processed foods）を定義しているNOVA分類について少し掘り下げてみようと思います。

この分類を提唱しているのはブラジル・サンパウロ大学のカルロス・A・モンテイロ博士らのグループで、その分類を紹介している文献によるとNOVAというのは何かの頭文字をとったものではなく、新星という単語です。「ノヴァ：星は明るく輝く」と高らかに謳っています。[11]

この分類について注目すべきことは、二〇一四年にブラジル保健省が作成したブラジルの食事ガイドラインが、この考え方をベースにして作成されているということです。[12]

このガイドラインをつくったのが、ブラジルの名門大学の公衆衛生学部の健康と栄養についての疫学センターを率いるモンテイロ博士らなのです。

このガイドラインは、ほかの国の健康的な食生活のためのガイドとはかなり違っています。日本にも食事バランスガイド（図2－1）がありますが、大抵の国では食事は栄養をバランス

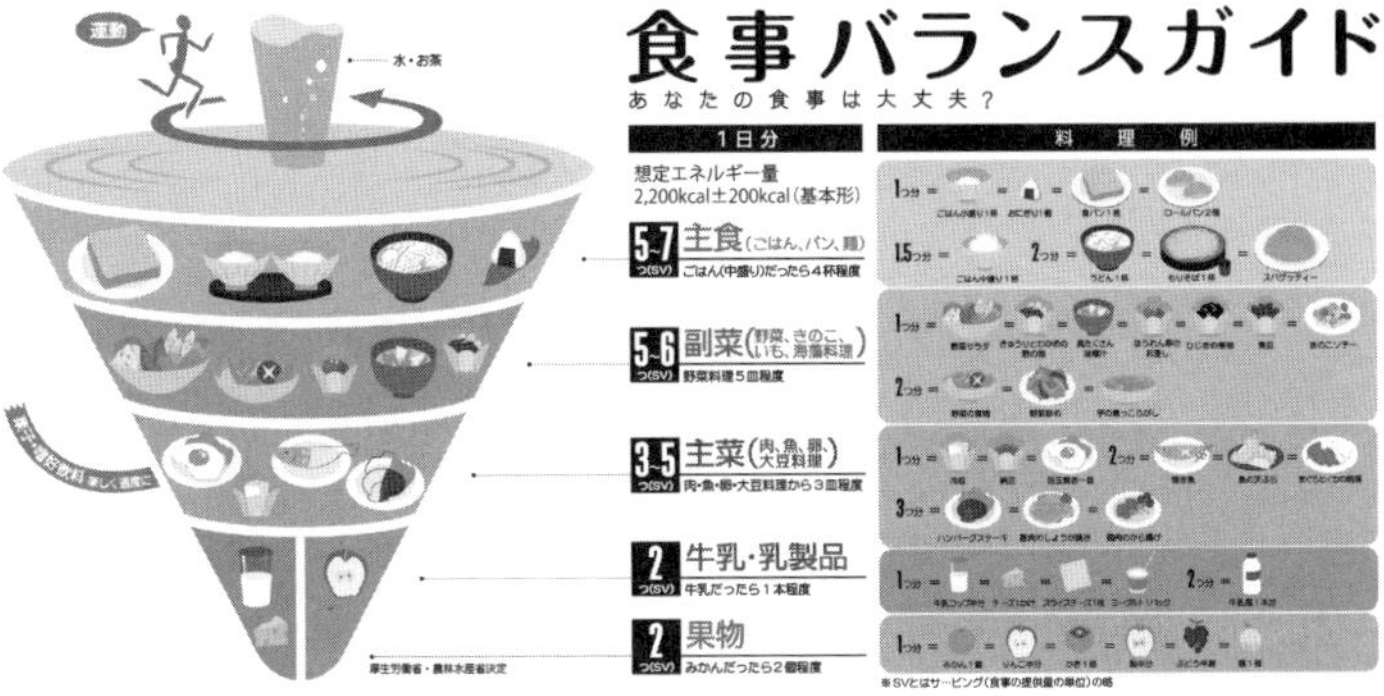

図 2-1　日本の食事バランスガイド

農林水産省ホームページ（https://www.maff.go.jp/j/balance_guide/）より。

よく摂るように勧め、栄養バランスのよい食品選択ができるような工夫をしています。一日にこのくらい穀物製品を食べましょうとか、お皿の半分は野菜や果物にしましょうといった助言をしています。ところがブラジルは違うのです。食事とは栄養摂取以上のものであるとし、NOVA分類をもとにした助言をしているのです。つまりこのガイドはほぼまるごとNOVAの基本理念について説明するものになっています。このガイドでは食品を以下のグループに分類します。

●ナチュラルあるいは最小限に加工した食品

洗浄、食べられない部分を取り除く、分画、挽く、乾燥、発酵、殺菌、冷却、冷凍などは認めるが油脂・砂糖・塩などを加えることは認めない、としています。例としてヨーグルトは砂糖が入っていなければこの群で、フルーツジュースも含まれます。

●加工食品
企業が塩・砂糖・油脂などを使って加工した食品。塩漬けや酢漬けの野菜、果物シロップ漬け缶詰、オイルサーディン、燻製肉、パン、チーズなど。

●超加工食品
油脂、砂糖、デンプン、タンパク質などを使って、押し出し成形や鋳型を使って形をつくること、揚げて前処理したものなどです。具体的には市販のお菓子やスナック、味つけしてあるシリアルやヨーグルトやパン、インスタント食品やファストフード全般が含まれます。

そして常にナチュラルあるいは最小限に加工した食品を食べるように、加工食品は可能な限り少量に留め、超加工食品は食べないように勧めています。

イメージとしてわかりやすく図解されています（図2－2）。一番高いところにあるのが丸ごとの食品で、缶詰にするとランクが下がり、さらに加工してすぐ食べられるような商品をつくれば最低ランクになる、というイメージです。

NOVA分類として提唱されている分類では、加工食品を加工食材（サトウキビからつくった糖蜜や砂糖、酢、絞った油脂など）と加工食品（ナチュラルな食品に先の分類の加工食材を加えて加工したもの、三成分以内）にさらに分けて四分類になっていますが、ガイドラインで

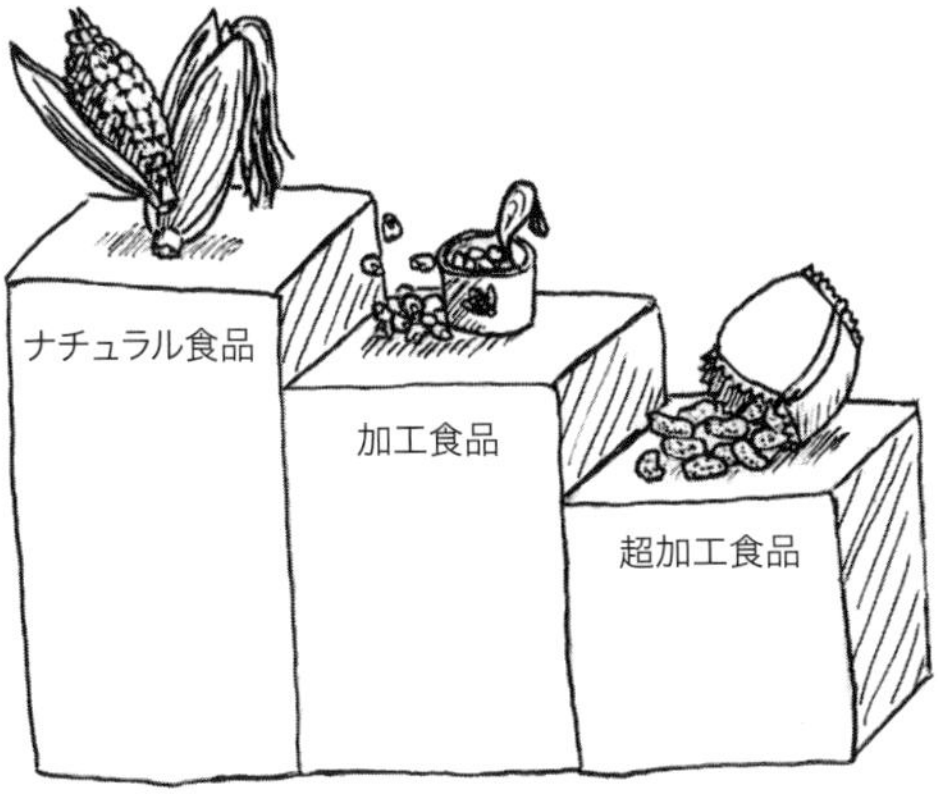

図 2-2　NOVA の考え方
巻末注12を参考に作成。

は三分類です。このほうがわかりやすい、とは思います。NOVA分類では加工の程度と成分の数が重要で、「ナチュラルあるいは最小限に加工した食品」は基本的には単一の食材で、「加工食品」はたとえば野菜に砂糖と酢を加えたピクルスのように、せいぜい三種類まで、そして原材料が五種類以上だと「超加工食品」という分類になります。

ブラジルの食事ガイドラインでは便利なRTE（すぐ食べられる）食品は使わずに、食事は常につくりたてを食べるようにと推奨しています。食事のメニュー例も掲載されていますが、調味料は可能な限り使わない、あるいは最小限の塩や油しか使わないようにという方針なので、野菜や果物は切って並べただけ、穀物や豆類もボイルして最小限の調味をしただけのものがほとんどです。飲み物はミルクでなければ水あるいはコーヒーや紅茶、デザートは砂糖を加えない果物とミルクといった感じです。

　加工食品や超加工食品を食べないほうがいい理由として挙げられているのが、砂糖や塩や油脂を使っているので原材料の野菜や果物、肉、乳に比べてカロリーが高く、食べやすく、おいしくなっているため食べすぎて肥満の原因になるというものです。さらに時間をかけて料理をする必要がなく、歩きながらやスマホを見ながら、一人でも食べられるので食文化が失われるとも主張しています。世界的流通と廃棄による環境負荷も超加工食品の問題として取り上げていますが、季節を問わずたくさんの種類の生鮮野菜果物が手に入ることの不自然さは、まったく考えていないようです。何より栄養や食べる量のことにまったく言及しないで、ひたすら加工は悪いと主張する食事ガイドラインというのは斬新すぎます。

　家庭で、あるいは近所のパン屋さんがつくりさえすれば、どんなに砂糖やバターをたっぷり使ったお菓子でもいくら食べても問題はないが、それを企業がパックして広域流通させたらどんなに少量であっても身体に悪いものになる、ということは普通はあり得ません。実際にはブラジルにもたくさんの「超加工食品」が販売され利用されているので、この食事ガイドが容易に実行可能なものだとは思えませんし、幅広く支持されているというわけでもないのだろうと思います。

NOVAへの批判

このNOVA分類については、ほかの研究者からの批判も目につきます。たとえばギブニーらの論文[13]では、この分類の仕方から根拠まで、広範にわたった批判が記述されています。これに対してモンテイロ博士らも反論していますが[14]、批判者らはNOVA分類にくわしくないから栄養は大事でないことを理解していないのだ、NOVA分類はブラジルの食事ガイドラインに採用された権威あるものであって賛同者もたくさんいる、といったような主張が多く、個別具体的な指摘には答えていないと思います。しかしモンテイロ博士らのNOVA分類推進活動は学術の世界に留まるものではなく、ブラジルメディアでしばしば報道されているようです。ブラジルの公用語はポルトガル語なので、英語で読めるのは一部でしかありませんが、それでもモンテイロ博士らの「食品企業との戦い」の記事をいくつか読むことができます[15]。

それによるとモンテイロ博士らは、NOVA分類への批判は食品企業に関係する人たちによるもので、NOVA分類への批判を掲載した学術雑誌はスポンサーにネスレやケロッグ、コカコーラのような食品企業が名を連ねている関係者なので信頼できない、といった主張をしているようです。この種の、食品企業は「悪」で、人々の肥満や病気は食品企業がより多くの食品を売ろうとしておいしく食べやすいものを開発してきた結果なのだから、食品企業は公衆衛生政策のための研究などの分野から排除すべきだし、食品企業のつくる製品はできる限り使わないようにすべき、という主張は珍しいものではなく、世界の公衆衛生分野の研究者の一角を占める集団になっています。なかでも過激な人たちは、食品企業はタバコ企業と同じだという意見を表明しています。

企業が学会に協賛したり大学と共同研究を行ったりすることは、現在は世界中で普通に行われています。大事なのはそのことを開示して、研究の仕方や結果の解釈に厳しい批判的考察を行うことであって、企業を完全に排除することではありません。現実問題として、世界の人々に食べ物を供給するのに流通や食品企業は重要な役割があり、それをすべて政府が行うべきであると考える人たちはあまりいません。食品はタバコのように、なくても生きられるものではありません。しかし「食品があるから太るのだ」説は、米国のような肥満の多い国では結構人気があります。私たちが太るのは、私たちの意志が弱くて必要以上に食べすぎてしまうせいではなく、おいしくてすぐ食べられる食品がいつでも手に入るようにしている企業のせいである――これは魅力的な学説です。でも、だから食品はあまりおいしくなくて食べにくく、すぐには食べられないようになっていたほうがいいという主張はどうでしょうか？　そういう国にはあまり住みたくない人のほうが多いと思います。

食品として大切なこと

日本では複雑な加工を施したコンニャクや傷みやすい豆腐がいつでも使えて日持ちするような形で販売されるようになり、パック入りのご飯や餅、ペットボトル入りのお茶のおかげで、日本風の食生活が手軽にできていると思います。もしも、お茶は桐箱で保管して飲むときに急須で淹《い》れないとお茶ではないなどと言っていたら、お茶を飲む文化はもっと廃れていたでしょう。私たちの生活は文化を守るためにあるのではなく、私たちがよりよく生きていくために工夫した結果が、文化になるのだと思います。そもそも肥満率がそれほど高くはない、先進国のなかでは例外的な日本にとっては、ＮＯＶＡ分類はあまり役に立たない分類だろうとは思います。むしろ栄養不足になってしまう可能性の高い一人暮らしの高齢者が今後さらに増えることが予想されているので、飲み込みやすくて柔らかいなど、食べやすくて準備に手間のかからない食品のほうが大事でしょう。

そして自然災害や新型インフルエンザの大流行などのような事態に備えて、世界中で各家庭には三日から一週間分程度の食糧の備蓄が推奨されています。そのストックの中には調理せずにすぐに食べられるもの、食べて元気になれる、自分が好きなおいしいものが含まれるべきです。それらはＮＯＶＡ分類では「超加工食品」に分類されるかもしれませんが、必要なものです。備蓄用食品にも賞味期限はありますので、定期的に消費と補充を続けることになり、結果的に食生活全体としては、保存用食品も生鮮食品も含めて「いろいろな食品を食べる」ことになります。普通の国の食事ガイドは、こうした災害時の助言と同時に成立します。ところがＮＯＶＡに基づくブラジルの食事ガイドは、このような危機に備える場合の助言とは両立できません。政府が国民向けに何かをするように勧める場合、その助言に根拠があるのはもちろんですが他の助言と矛盾しないように、日常生活の中で実行可能かどうかも検討するのが普通です。ブラジルの食事ガイドは実行可能なアドバイスというよりは、提唱者が頭の中だけで考えた理想のようなものに思えます。

天文学用語のnova（新星）は新しい星のことではありません。夜空に突然新しい星が現れるように見えたため新星と名づけられましたが、実際にはすでに一生を終えた星（白色矮星）がふたたび輝く現象（『理科年表』による）です。

ブラジルの食事ガイドラインでブラジルの国民の健康がおおいに改善され、NOVA分類が各種学会で広く認められてブラジルがその発祥の地として世界から尊敬されるようになるのか、あるいは国のガイドラインとして採用された現在がピークで、天文学の新星のように短期間で光を失うのかは今後の注目ポイントでしょう。

第3章

オーガニックの罠

†安全のために選んだはずが、いつの間にか手段と目的が入れ替わってしまう

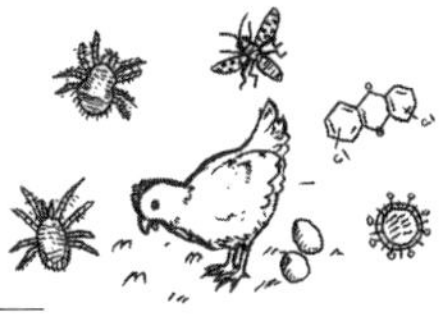

前章までは、一般的に悪者扱いされている食品や食品成分について、じつはそうでもないという事例を紹介してきました。では一般的によいもの、好ましいものとみなされているものについてはどうでしょうか？

一　オーガニック卵汚染事件

二〇一七年夏、欧州で、食品への使用が認められていない動物用医薬品であるフィプロニルが卵から検出され、大規模な回収が行われるという事件がありました。日本ではあまり話題にならなかったこの事件とその周辺を紹介します。

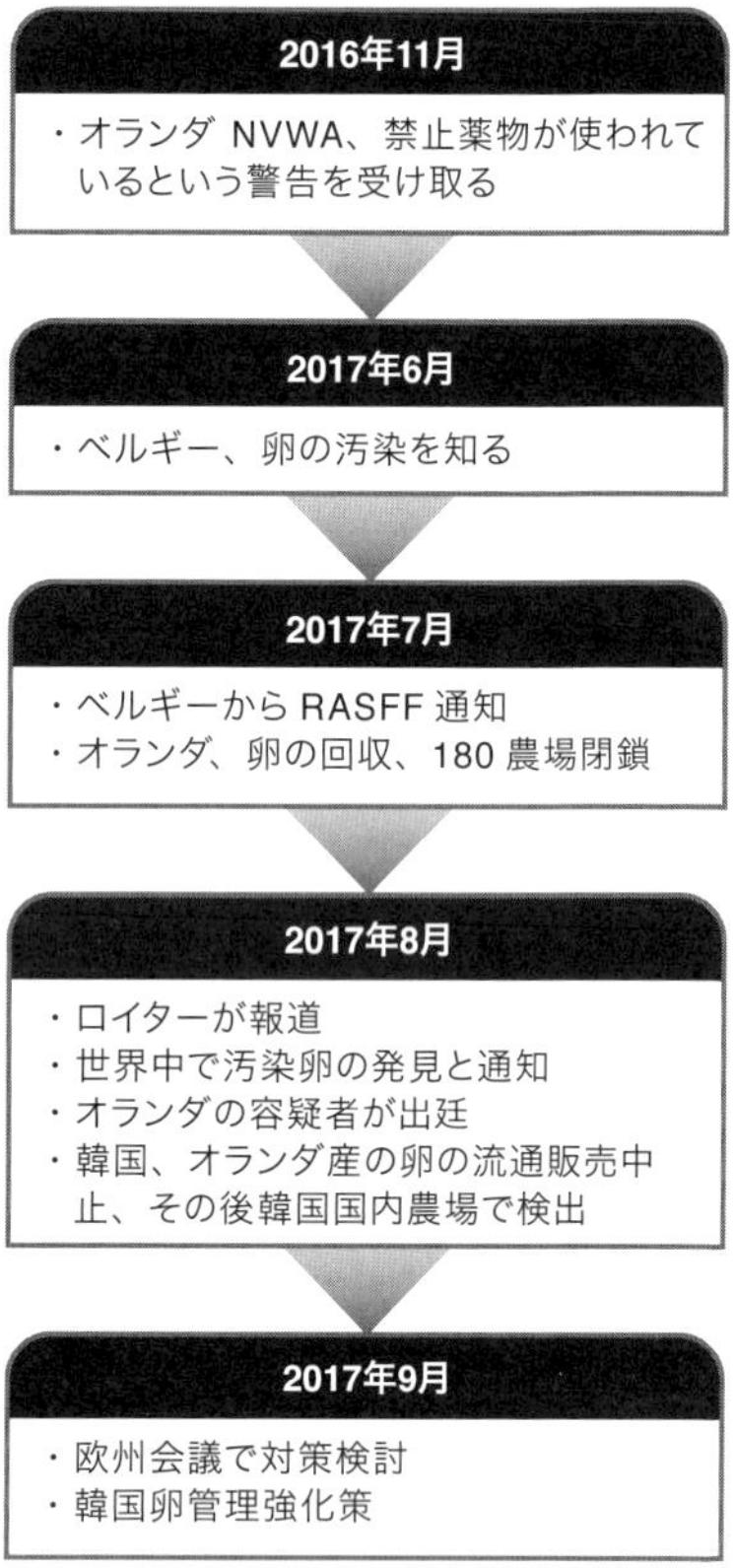
2016年11月
・オランダ NVWA、禁止薬物が使われているという警告を受け取る
2017年6月
・ベルギー、卵の汚染を知る
2017年7月
・ベルギーから RASFF 通知
・オランダ、卵の回収、180 農場閉鎖
2017年8月
・ロイターが報道
・世界中で汚染卵の発見と通知
・オランダの容疑者が出廷
・韓国、オランダ産の卵の流通販売中止、その後韓国国内農場で検出
2017年9月
・欧州会議で対策検討
・韓国卵管理強化策

図 3-1 2017 年夏、欧州の卵のフィプロニル汚染事件タイムテーブル

違法薬物騒動

図3－1に簡単な時系列を示します。流通している卵から、フィプロニルが検出されていることを最初に公式に報告したのはベルギーです。二〇一七年七月に、ベルギー当局がEUの食品と飼料に関する迅速情報伝達システム（RASFF）に、オランダ産の卵にフィプロニルが含まれることを通知しました。これにより世界中の食品安全当局が卵の調査を開始します。八月になってからロイターが報道したことで、世界中にニュースとして配信されました。

フィプロニル（図3－2）はノミ、ダニ、シラミ駆除に使われる動物用医薬品で、犬を飼っている人ならフロントラインの商品名でよく知っていると思います。多くの場合獣医師の処方で使うもので市販はされておらず、食用動物に使うことは欧州でも日本でも認められていません。そのフィプロニルが食品として流通している卵から検出されたのですから、違法使用があったということです。

オランダはヨーロッパに流通する卵のおもな生産国であったため、汚染卵はドイツ、フランスはじめ各国に流通していて、ＥＵ加盟国二四カ国に影響がありました。遠くは香港からも汚染卵が報告されています。各国の食品安全担当機関が検出したフィプロニルの量は最高で卵一キログラムあたり一・二ミリグラムであり、フィプロニルの急性参照用量（ＡＲｆＤ）[1]〇・〇〇九ミリグラム／キログラム体重から計算すると、子どもが一日一個程度食べても健康への有害影響はないと考えられる量です。ほとんどの検出濃度はそれより少なく、この事件による健康リスクは全体としてはそれほど問題にはならないと評価されています。しかし卵はそのまま食べるだけではなく、いろいろな食品の原材料になりますので影響は広範囲に及び、経済的打撃は大きなものでした。フィプロニルの違法使用が疑われるオランダの養鶏場から出荷された卵は回収され廃棄され、それらの卵を使って製造されたビスケットや卵サラダ、マヨネーズなどの製品についても回収が行われました。消費者が購入済みの卵も

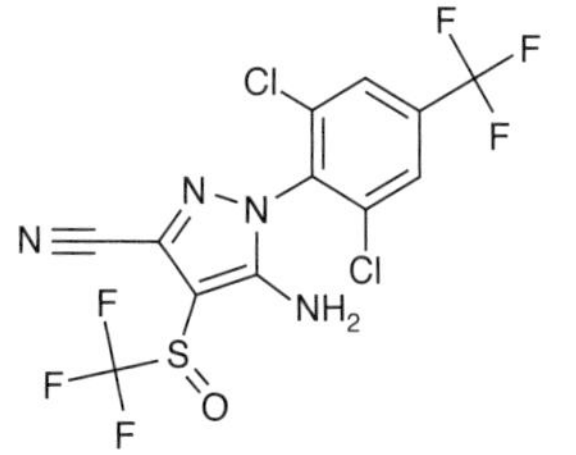

図3-2　フィプロニルの化学構造式

回収対象になりましたが、幸いEUで流通する卵はトレーサビリティが確保されていて、一つ一つの殻に直接、記号・番号表示があるので回収対象かどうかの確認は比較的容易だったようです。

オランダではフィプロニルを違法に使っていた養鶏場を確認し、原因の調査が進められました。わかったことは、養鶏農家が鶏の血を吸うワクモという害虫を駆除するために委託したChickFriendというオランダの業者が、フィプロニルを含む殺虫剤を使っていたということです。この会社のオーナーは逮捕されています。

またオランダ食品消費者製品安全庁（NVWA）は、二〇一六年に養鶏場で違法な薬物が使用されているという告発を受け取っていたにも関わらず対応しておらず、ドイツなどの大きな影響を受けた国やメディアから批判されました。ベルギー当局も卵の汚染に関する情報を知っていながら、確認して公表するまで少し間があったことを批判されています。そういう反省から情報交換を確実にするための担当者を各国に配置するなどの、欧州全体としての対応策がいくつか提案されました(2)。

この事件のフォローアップとして、EUで二〇一七年九月一日以降調べられた卵や鶏肉の検査結果について、二〇一八年に欧州食品安全機関（EFSA）がまとめとなる報告を発表していて、基準を超過した卵を生産した国はオランダのほかに、イタリア、ドイツ、ポーランド、ハンガリー、フランス、スロベニア、ギリシャの八カ国でした。EUは域内では自由に国境を越えて活動でき、ChickFriendはオランダ以外でも事業を行っていたようなので複数国が影響を受けています。しかし検査数、検出数ともにオランダが圧倒的に多く、この事件のおもな舞台がオランダであったことを明らかにしています[3]。

余波

欧州で流通している卵からフィプロニルが検出されたという報道を受けて、国内産の卵のフィプロニルを調べた結果、思いがけず検出してしまったのが韓国です。韓国食品医薬品安全処（MFDS）は、欧州の事件が報道された直後はオランダ産の問題の卵は輸入していない旨の発表をしていました。これには韓国がその前の年からの高病原性鳥インフルエンザ発生のために、大量の産卵鶏を処分していて国内の卵需要が満たせなくなったため、外国から輸入できるように各種規制を変更していた、という事情があります。オランダ産の卵も輸入が認められていました。

しかし検査でわかったのは、国内の複数の農場でフィプロニルが違法使用されていたこと、フィプロニルだけではなくほかの種類の薬物であるビフェントリンも使われていたことです。これらは当然オランダの業者とはまったく関係なく、韓国の国内の問題です。問題がある養鶏業者はわずかとはいえなかったため、結局韓国は国内のすべての養鶏場に対して卵の販売を中断させて、問題がないかどうか確認してから販売を認めるという対応をとることになりました。

ＭＦＤＳは卵問題専用のホームページをつくって回収対象の卵についての情報提供も行いました。その後規制の見直しや鶏舎に残留する医薬品成分への対策に追われました。

ほかには台湾でも、複数の養鶏場でフィプロニルの違法使用が発見されています。

事件の背景

この事件は、日本や米国にはほとんど影響がありませんでした。その理由の一つは、鶏の飼育方法の違いでしょう。

問題が起こったのは卵を産む鶏で、飼育期間が短い肉用の鶏ではありません。そして有機（オーガニック）の卵が多く含まれていました。オーガニックの場合、鶏は通常一定時間屋外に出て動き回ることが可能でなければならないとされています。これは動物の福祉（アニマルウェルフェア）の観点からの規定で、ケージや小屋の中に閉じこめられていることは鶏にとって幸せではないと、オーガニックを支持する人たちは考えている、ということです。たとえある程度囲われた区画の中であっても外に出るということは、外にいるダニのような害虫と接触する可能性が高くなるということです。また自由に動き回るということは、感染した鶏がほかの鶏に感染させる可能性が高いということでもあります。そして病気や寄生虫に感染しても、それを治療できる動物用医薬品の多くを、オーガニックでは使用できません。

結果的に、世界中の鶏業者にとって常に問題となっているワクモという寄生虫（赤いダニ

〔Red mite〕とも呼ばれます）の感染が、オーガニック養鶏場ではさらに大きな問題になるわけです。ワクモは鶏の血を吸って、それだけでも鶏に大きなストレスを与え卵の生産性を低下させます。そのうえほかの病原性ウイルスや細菌の媒介をすることもあります。一度発生すると駆除が非常に難しいとのことです。この難しいワクモ対策を、新興の小さな会社であるChickFriendが「秘密のハーブで八カ月で退治できる」と触れ込み、たくさんの養鶏場でフィプロニルを使っていたとのことです。ChickFriendの二人のオーナーが逮捕され、その後裁判所に出廷したというニュースを見たとき私が驚いたのは彼らの年齢です（二四歳と三一歳）。二人がChickFriendの事業を開始したのは二〇一四年とのことです。こんな若い人たちが、業界が長く対応に苦慮していてなかなかよい方法がなかった問題を、「秘密の」方法で解決できるというのは簡単には信じられません。確かにChickFriendは、オーガニックで使えるハーブを使っているという嘘で養鶏農家をだました悪人ではありますが、経験もなさそうな若い人の「秘密のハーブ」で害虫が減ることをおかしいと思わない養鶏農家もプロとしてどうなのかと思います。

この経緯は日本で二〇〇二年頃に大きな問題となった無登録農薬問題を思い起こさせます。(4)プロならば、自分たちが何を使って農産物を生産しているのかは知っていて欲しいし、普通ではない効果や値段で販売・宣伝されているものには一般人以上に、警戒のシグナルを感じて欲しいと思います。

肉用の鶏については短い期間で出荷するたびに鶏舎をきれいにすることが可能で、鶏がいないところでは使える薬物や方法も選択肢が増えるので、あまり問題にはなっていません。一部で年をとって産卵率が悪くなった鶏（廃鶏）を食用に出荷していた事例があったようで、それについては追跡されていますが、もともと流通量は多くはなかったようです。

韓国で卵からフィプロニルやビフェントリンが検出されたのも、有機認定を受けていた農場でした。韓国は海外先進諸国の制度を国内に取り入れることに比較的熱心なので、欧州のオーガニック卵の問題点もそのまま輸入した形になっています。オランダの事件と違うのは、特定の業者が問題の発生源となったのではなく、たくさんの事業者がそれぞれ独立して違反行為を行っていたようであるということです。そのため検出される薬物も複数で、とくに誰かが犯人というわけではなく業界全体の問題として対処されています。このことは韓国の消費者には大きな裏切りと受け止められ、有機認定の仕組みそのものへの批判となっていきます。消費者の立場としては、合成の化合物は使わないと宣伝して高い値段で売っていたのに実際にはそうではなかったのですから、怒るのは当然でしょう。

一方で台湾はまったく事情が異なり、小規模の養鶏農家による、法令遵守意識の低さがおもな原因のようです。鶏に病気が発生して困っているところへ、この薬が効くらしいと聞いて使ったといったような、まだまだ産業として発展途上にある状況のようです。

二　「オーガニック卵」というもの

日本における有機農産物の扱い

ここでフィプロニル事件から少し離れて、オーガニック卵について少しくわしく見てみます。日本では有機農産物については有機JASの規格があります。有機栽培農作物も少ないですが有機畜産物になるとさらに少なく、ほとんど見ることはありません。表3－1に有機畜産物の日本農林規格（JAS）のうちの、鶏卵に関係する部分の一部を抜粋しました。普通の畜産物でも当然要求されるような、動物が健康でいられるための基本的衛生や環境整備の部分については省き、オーガニック特有の部分を抜き出しました。有機の規格は認証団体により若干違いはありますが相互認証している場合も多く、おおむね同様です。「オーガニック卵」を生産するためには、鶏を飼う環境（鶏舎や歩かせるための敷地など）の整備に殺虫剤や除草剤のような化合物を使うことはできず、餌は有機農産物を化学処理あるいは放射線処理しないで与えることになっています。そしてある程度自由に動き回れる、あるいは戸外に出すことが必要です。これらの要求事項は、オーガニック団体が人工の化学物質を排除することをよしとするためにできたものですが、それが生産される卵の安全性確保につながらないところが問題です。

表 3-1　有機畜産物の日本農林規格[5]より一部抜粋

畜舎又は家きん舎	別表 4 の薬剤以外のものを清掃又は消毒に使用していないこと。 別表 4　畜舎又は家きん舎の清掃又は消毒用薬剤 石けん、石灰乳、消石灰、生石灰、アルコール類、フェノール類、オルソ剤、ヨウ素剤、ホルムアルデヒド、グルタルアルデヒド、クロルヘキシジン、逆性石けん、両性石けん、塩素剤、過酸化水素水、水酸化ナトリウム及び水酸化カリウム、搾乳施設のための洗浄及び消毒製品、炭酸ナトリウム、その他の植物由来製品
野外の飼育場	豚又は家きんのための野外の飼育場にあっては、最初に豚又は家きんを放牧する前 1 年以上の間、使用禁止資材が使用されていないこと。
飼料飼養及び生産の方法	次に掲げる飼料以外の飼料を給与しないこと。 • 有機畜産用飼料 • 天然物質又は化学処理を行っていない天然物質に由来するものであって、ミネラルの補給を目的とする飼料 • 化学処理を行っていない魚粉及び藻類 • 酵素又は微生物（組換え DNA 技術を用いて生産されたものを除く）
健康管理	（例外を除き）動物用医薬品を使用しないこと 飼料以外の成長又は生産の促進を目的とした物質を給与しないこと。
一般管理	家畜及び家きんを野外の飼育場に自由に出入りさせること。ただし、週 2 回以上家畜若しくは家きんを野外の飼育場に放牧する場合又は区分された運動場所及び休息場所を有する家きん舎で家きんを飼養する場合にあっては、この限りでない。
その他	有害動植物の防除又は品質の保持改善は、物理的又は生物の機能を利用した方法（組換え DNA 技術を用いて生産された生物を利用した方法を除く）によること。

オーガニック卵の安全性

じつは「オーガニック卵」は、欧州でしばしばその安全性が問題になっているのです。EUのRASFFには、オーガニック卵のダイオキシンあるいはダイオキシン様ポリ塩化ビフェニルの濃度が高いという通知がしばしば掲載されています。オーガニックではない卵では、これはほとんどありません。その理由はおもに二つあって、鶏を外に出すために鶏が汚染のある土や小石を食べてしまうということが一つです。鶏は地面をよくつついていますが、餌になる虫や穀物だけではなく、小石や砂も食べています。食べた小石や砂は砂嚢《さのう》に溜められて、食べたものの消化を助ける働きがあるとされています。この土や石にいろいろな有害物質や汚染物質が含まれる可能性があるのです。

ヒ素やカドミウムなどの有害元素類はもともと地球の構成成分で、人間がいてもいなくてもある程度は土壌中に含まれます。ダイオキシンも人工由来のもの以外に、山火事などで自然に生じたものもあると考えられていて、極微量ならどこにでもあります。ダイオキシン濃度の比較的高い地層というのもあるそうです。ダイオキシン類は脂肪に蓄積する傾向があるので、土を食べる鶏は土壌の濃度より高濃度になります。そして欧州でときどき報告されているのは、農地に使用済みのバッテリーや有害重金属などを含む粗大ゴミのようなものが違法に捨てられたり放置されている場合があり、それらに動物が接触して汚染されてしまう事件です。心ない人は世界中どこにでもいるようですが、広い農地に人が入らないように常に監視するのは結構大変なことでしょう。ケージで飼われて外には出ない鶏にはこの問題は起こりません。

そしてもう一つは餌由来ですが、これについてはさらにやっかいな問題があります。(6)

養鶏に関する科学は進歩していて、鶏にとって最適の餌の組成はある程度わかっています。しかし、オーガニックだと与えられる餌にいろいろな条件があるため、それを満たすことができません。普通の養鶏では、穀物を主体にした餌で不足するアミノ酸のリジンやメチオニンを別途添加して、最大のパフォーマンスを得ることが可能です。ところがオーガニックでは、栄養のためであっても添加物は使えないのでそれができないのです。仕方がないので動物性タンパク質であるフィッシュミールを与えるのですが、このフィッシュミールは卵が魚くさくなったり汚染物質が多かったり、あるいは値段が高いという欠点があります。魚に含まれる汚染物質の代表的なものがダイオキシンやメチル水銀です。動物に与える飼料中のこうした汚染物質は、化学処理によって除去・低減することが可能です。しかしオーガニックでは化学処理を禁止しているため、それもできません。魚の汚染物質濃度は魚の種類や海域により大きく異なるので、常に一定レベル以下に管理するのはなかなか難しいのでしょう、問題があることはわかっているのにしばしば基準違反となり報告されているわけです。

動物の福祉という観点

オーガニック卵は天然の汚染物質の含量がどうしても多くなりがちなので、それを食べる消費者の安全性という観点からは普通の卵よりよいとは言えません。仮に飼料に使用が認められている飼料添加物などの合成化合物が卵に残留していたとしても、そのリスクは天然の汚染物質のほうが圧倒的に大きくなります。そしてオーガニックでは、鶏が外に出て運動し、ときには喧嘩する分と、餌を最適な組成にできないことが理由で飼料効率、つまり同じ量の餌から得られる卵の量が少なくなります。これは環境負荷という点では好ましいことではありません。

安全性と環境のどちらにもあまりメリットのないオーガニック卵が欧州で好まれる最大の理由は、「動物の福祉」ということになっています。ということになっている、と書いたのは、消費者が本当にすべての情報をよく検討して選んでいるのかがよくわからないからです。オーガニックではない鶏は、狭いケージに閉じこめられてまったく運動できないまま一生を終える、あまりにも非人道的だ、それに比べてオーガニックなら鶏は外に出て本能に従った鶏らしい人生（鶏生）を送っている、というのが一般的イメージのようです。それはオーガニック推進団体の宣伝の効果で、消費者は物語にお金を払うのだと言われればそうなのかもしれません。

しかし野生生物としては存在できない家畜である鶏の幸福を、どう判断しているのかはよくわかりません。近年はたびたび渡り鳥などに高病原性鳥インフルエンザが検出されるため、オーガニックであっても鶏は外に出ることを禁止されていたりします（一定期間内ならそれでもオーガニック表示はできる）。ダニや寄生虫に有効な薬があっても治療できないのはオーガニックが薬物を禁止しているからであって、鶏のためではないのです。人間だったらダニやノミがついたら不快なので、できるだけ早く薬を使って駆除したいと思うのではないでしょうか。動物用医薬品を使わないで我慢することが鶏の幸福であると主張されても、賛同はできかねます。人間が自分たちの都合でそうしているだけでしょう。

日本で有機卵があまり販売されていないのは、苦労して有機JASの規格を満たした卵を生産しても、それに見合う対価を払いたい日本の消費者があまりいないということなのでしょう。日本では卵は物価の優等生と言われるほど安価で、卵かけご飯に代表されるように生でも食べられるほど安全に管理されています。この場合の「安全」はおもに微生物汚染（サルモネラ）の問題ですが、微生物汚染を減らすための対策にもオーガニックではいろいろ制限がつきます。この「安くて安全」を実現してきたのが日本の養鶏業界で、そのおかげもあって日本人は一人当たりの卵の消費量が多いのでしょう。卵はタンパク質の摂取源としても優れていて、いろいろな料理に使えるので手軽に栄養が摂れます。日本人は欧米人より肉や乳製品の摂取量は少ないので、卵や大豆で補うのがちょうどよいのかもしれません。動物の福祉に関しては、「まな板の上で跳ねる魚」を、「活きがよくておいしそう」と思う人が多いだろう日本人と、「呼吸ができなくて苦しんでいてかわいそう、虐待」と思うらしい欧州人の見解が一致するとは思えません。オーガニックを支持する人たちの間では見解が一致しているのかもしれませんが、残念ながらよくわかりません。

三　オーガニックとの付き合い方

その後の欧州

フィプロニルを違法に使用していた業者は法的措置に委ねられ、欧州全体での卵の生産は徐々に回復しました。なんと言っても卵は重要な日常的食品です、卵のない食生活は考えられないでしょう。ただしオランダの養鶏業は相当信頼を失い、シェアを落としたと思います。逆に問題を起こさなかった英国の卵業界は自信を深めて、英国産ブランドを売り込んでいます。

そんななか二〇一八年五〜六月に、ふたたびオランダ産のオーガニック卵からフィプロニルが検出されてリコールされるという問題が起こっています。前の年の事件の影響が残っていたものなのか、新たな違法使用なのかはよくわかりません。オランダの非政府組織Foodwatchが、フィプロニルだけではなく、ほかの未承認薬物が使われていたと発表していることが気になります。

二〇一七年のフィプロニル騒動は、確かに問題のある事業者によって引き起こされたものではありますが、オーガニック卵にとって、鶏のワクモ対策手段があまりないという根本的問題が解決されたわけではありません。そしてオーガニック養鶏の規格によると、合成の殺虫剤やダニ駆除薬を使うことはできないのに「その他植物由来製品」ならそれの正確な中身がわからなくても使えるのです。これは第二第三のChickFriendのつけいる隙になりますし、卵の安全性にとってもリスクの発生源です。植物由来と称した違法薬物がふたたび使われる可能性も、植物由来の非常に毒性の高い物質が使われる可能性もあります。

消費者も「オーガニック」に対して疑いの目を向け始めました。この小さな「疑問」が大きくなるのか消えるのかはわかりませんが、今後の動向は注視していきたいと思います。

米国の卵

日本と同じくフィプロニル騒動の影響を受けなかった米国ではどうなっているでしょうか。フルの有機認証を取るのは難しいけれど、ほかの卵とは少し違うというところをアピールして高く売りたいというのは、商売としては理解できます。その結果、いろいろな種類の卵が出回るようになったのが米国です。畜産物について管轄する米国農務省（USDA）は卵についてのいろいろな宣伝や表示が、そのとおりかどうかを農場を実際に訪問して確認すると発表しているのですが、その記事で例として挙げられている表示が以下のようなものです。[7] 括弧内は説明です。

- グレード（新鮮さや殻の状態など品質に関するもの）：AA、A、B
- 大きさ（ジャンボ、エクストララージ、ラージ、ミディアム、小など）

・色（鶏の種類により、白も茶も栄養に差はない）
・受精状態（受精しているかどうかは栄養などに差はない）
・一〇〇%ナチュラル（すべての卵はオールナチュラルの定義を満たす）
・オーガニック（厳しく使用が規制されている。USDAの認証制度がある）
・ケージなし（狭いケージで飼っていないというだけで、戸外に出る必要はない）
・放し飼い（鶏が戸外に出ることができる）
・抗生物質不使用
・ホルモン不使用（鶏に使用できるホルモンはない。もしホルモンを使用していないと表示するなら、連邦規制ではホルモン使用は禁止されている旨を表示しなければならない）
・ビタミン強化（栄養成分表示参照）
・オメガ3強化（卵一個あたり三〇ミリグラムから一〇〇〜二〇〇ミリグラム多い）

日本の卵でもサイズや色の違うものはよく見ますが、それ以外で卵についてあれこれ宣伝している文言はそれほど見ないのではないでしょうか。「（すべての卵は一〇〇%ナチュラルだが）この卵は一〇〇%ナチュラル」という表示が、その卵をほかの卵より魅力的なものにするのかどうかは冷静に考えると疑問ですが、日本にも「（保存のために冷凍してあるので）保存料は使用していません」と表示している冷凍食品があるくらいですから、宣伝効果があるのかもしれません。ビタミンや特定の栄養素を強化したことを売りにするというのも、米国らしいと思います。

いずれにせよ、表示されていることが事実であることは最低限必要で、消費者が誤解しないように追加の情報を提供し、消費者が正確に意味を理解しその分の価格上昇を受け容れるなら市場は成立するわけです。卵についていろいろな工夫をしたり宣伝をしたりすることは、当然コストの上昇につながります。日本で卵の派手な宣伝や奇抜な売り方をあまり見ないのは、卵は一定の品質で安いのが一番競争力があるということなのかもしれません。

なお米国ではさらに、自分の家の裏庭で育てた鶏の卵というものがあります。これは販売されるわけではないのですが、ここしばらくちょっとしたブームになっていて、高病原性鳥インフルエンザウイルスをもつ野鳥との接触や、鶏がもつサルモネラなどの病原菌による接触感染、卵などを介した食中毒のリスクについて、米国疾病予防管理センター（CDC）などからときどき注意喚起がなされています。公衆衛生を最優先に考えると、このような趣味はあまり歓迎できないのですが、よほどの問題が発生しない限り禁止にもできないといったところです。もちろん裏庭の鶏が産んだ卵のほうが市販の卵より管理が行き届いているわけではなく、安全性が高いわけではないですが、「楽しい」ことは間違いないです。広い敷地をもつ住宅に住む人たちが多い国ならではのブームだと思います。

米国でも食料品店にオーガニックの宣伝をする食品は多数ありますし、販売額も増加傾向にあるという報告があります。しかしそれでも欧州に比べると、政府などが積極的にオーガニックに移行することを推進しているわけではなく、むしろ商品の多様性を確保しようとしているように見えます。その分消費者はいろいろな情報をもとに判断して選択する能力を養う必要がある、ということでしょう。

オーガニック未殺菌ミルク

ここ数年欧米で食品安全担当機関からしばしば警告されている問題として、牛乳を殺菌しないで飲むことによる食中毒の発生があります。

CDCは、未殺菌ミルクの販売の緩和や入手がしやすくなったことで、未殺菌牛乳とチーズに関連する疾病が増えていると報告しています。(8)

英国では二〇一八年三月の食品基準庁(FSA)の理事会の議題で、未殺菌ミルクの問題が取り上げられており、二〇一二年から二〇一七年の間に未殺菌ミルクの生産量が五倍になり、それに伴ってヒトの病気も増えていると報告されています。(9)

病原体としては病原性大腸菌、リステリア、カンピロバクター、ブルセラ、エルシニアなどが報告されています。

日本を含むほとんどの国で、牛乳は何らかの方法で殺菌してから販売するよう定められているのですが、生《なま》あるいは未殺菌のもののほうが健康によい、あるいは本物であると主張する人たちがいます。欧州の伝統的工法でつくるチーズの中には、未殺菌の乳を使ってつくり販売することが認められているものがあり、それが「昔は殺菌などしなかった、殺菌しないほうが自然だ」という主張に、幾分かの説得力を与えているような気もします。未殺菌の乳でつくって殺菌工程のないチーズは国により輸入が認められない場合もありますし、販売を認めている国であっても感染症リスクが高いので妊婦や子ども、高齢者、病気の人などは食べないようにという警告が出されていても、そういう情報は往々にして無視されます。殺菌工程で生じる生成物が身体に悪いという説や、もともと動物がもっている菌はよいものだという主張もありますが、いずれも根拠はありません。国内某生協の理事が「私たちの生協の牛乳は悪い菌を殺してよい菌は殺さない低温殺菌なので優れている」旨の主張をするのを聞いたことがあります。そんな魔法のような技術は、まだ発明されていないはずです。健康被害につながる可能性のある、オーガニック未殺菌ミルクならミルクアレルギーがあっても飲める、という主張すらあります。

海外で未殺菌ミルクを宣伝・販売している業者は同時に、オーガニックも売りにしている場合が多いようです。オーガニックと殺菌しないことに直接の関係はないのですが、オーガニックを好む人たちと未殺菌を好む人たちに重なる部分があるのでしょう。農薬や肥料のような化学物質と、加熱処理のような加工がどちらも「自然ではない」と考えられているようです。実際には、何も加工を加えない自然の牛乳による食中毒は昔からたびたび起こってきたので、安全にするために殺菌することを要求しているわけです。殺菌していないミルクを合法的に販売することができない場合、入浴用と表示したり、農場の牛のオーナーになる制度をつくったりといろいろな抜け道が考え出されています。法律を決めるのは人間なので、支持者が多くなれば政治的働きかけで未殺菌のものを合法にすることも可能です。米国で未殺菌ミルクの販売を認める州が増加しているのは、そうした運動の「成果」ですがもちろん連邦政府レベル、あるいは国際取引では認められていません。

先進国では衛生水準の向上や医療の進歩のおかげで、感染症でたくさんの人が病気になっていた時代のことが忘れられて、食品は安全なのが当たり前だと考える人たちが増えています。そして加工食品より新鮮なものを食べたほうがよいという食生活ガイドラインの助言もあって、生のもの、あるいはできるだけヒトの手の加わっていないものをよしとする考えが主流になってきました。もちろん世界中の食品安全担当機関は、微生物汚染リスクの高い肉やミルクなどはしっかり加熱するよう言い続けているのですが、流行は拡大し続けているようです。

未殺菌ミルクの流行で犠牲になる可能性が高いのは子どもたちです。子どものほうが体重当たりに換算してミルクを飲む量が多く、小さい子どものほうが感染には弱いからです。ミルクを殺菌しないで飲むことを選ぶのは普通子どもたちではなく、その親でしょう。消費者は自己責任で未殺菌ミルクを飲む権利があるという活動家の主張は、現実に小さい子どもたちが病気に苦しみ、死亡すらしていることを考えると、とても正当だとは思えません。安全な食品を流通させるという公衆衛生の努力は、もっとも弱い人たちを守るためのものなのですが、政治の世界では声の大きい人たちに負けてしまう場合があるのが残念です。

日本では生の肉やレバーが原因の食中毒が報告され続けています。日本の場合は生のほうが自然だとか安全だとかではなく、おいしいという主張が流行の牽引力になっているような気がしますので、欧米の生ブームとは少し性質が違うかもしれません。それでも食中毒になって病原微生物を拡散させることは、社会のもっとも弱い人たちに大きな影響があるので自己責任だけには留まりません。不顕性感染といって、本人には自覚症状がないまま病原微生物を保有している場合もあります。

加熱・殺菌は食品を安全にするための人類の知恵です。世の中には防ぎようのない病気やリスクが無数にあるのですから、対策がわかっているものに対してはきっちり対策しましょう。

コラム②

妊婦や乳幼児が気をつけるべき食品

二〇一七年四月に東京都は、都内の生後六カ月の男児がハチミツに含まれていたボツリヌス菌が原因の「乳児ボツリヌス症」で死亡したと発表しました。東京都によると、統計で確認できた一九八六年以降、乳児ボツリヌス症での死亡例は全国で初めてとのことです。家族は発症の約一カ月前から、離乳食としてハチミツを混ぜたジュースを一日二回ほど飲ませていたそうです。一歳前の赤ちゃんにハチミツを与えてはいけないという情報は、ハチミツにその旨記載のあるものがあったり母子手帳にも記載されているなど、知っている人もそれなりに多かった一方で、インターネット上に素人が投稿する離乳食レシピなどにハチミツを使ったものが多数みつかるなど、知らない人もいたようです。少なくともこの死亡事例では、ハチミツを与えていた家族はハチミツがよいものだと信じて疑っていないように見えます。大人にとって問題のない食品であっても、妊婦や乳幼児にとっては注意が必要なものはほかにもあります。日本では厚生労働省[10]や食品安全委員会[11]が妊産婦向けに助言を提供しています。また消費者庁[12]も、子どもも安全メールなどで注意喚起を定期的に行っています。

ただ東京都の事例からは、「妊産婦の方」や「乳幼児のいるお母さん」に情報が届いているだけでは不十分で、周囲の人にも正確な情報が必要だということが言えます。

厚生労働省や食品安全委員会の提供している情報は、日本人にとって大事なことだけに絞ってあるのですが、ほかにも注意したほうがよいものはあります。ネットに溢れる根拠薄弱なうわさではなく、それなりに根拠があるものをまとめている文書がフィンランド食品局から出されているので紹介します。「食品の安全な使用についての一般的な取扱説明書」です[13]。

この中にはシャグマアミガサタケのようなフィンランド以外では食用

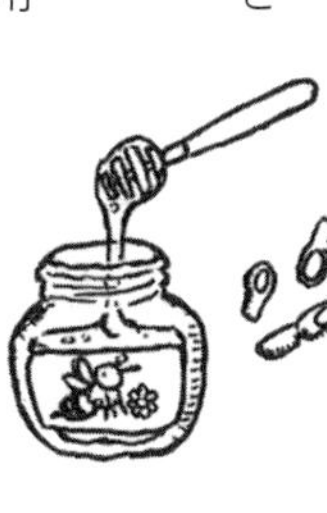

にしない毒キノコや日本ではあまりなじみのないサルミアッキのようなものも含まれますが、多くはどこの国の人にもあてはまるものです。とくに注目してほしいのはハーブティーや海藻、米といった項目です。妊婦さんや小さい子どもをもつお母さんたちを脅かすつもりはありませんが、日頃目にしているであろう「○○は危険」「△△がいいらしい」という情報とはまるで違うことがわかると思います。よく悪者扱いされる残留農薬や食品添加物を避けるよりは、こうしたものに気をつけるほうが遥かに大事です。二次元バーコードを読み取って閲覧してみてください（URLは巻末注13を参照）。

第4章

新しい北欧食に学ぶ

†「健康的な食事」の研究は世界中で続けられているが
それに「和食」は含まれない

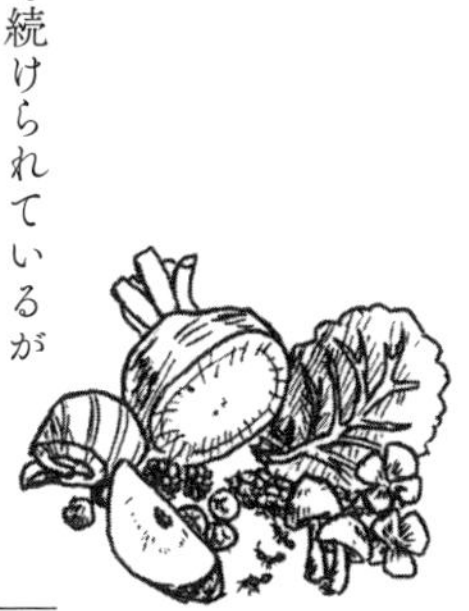

健康で長生きをするための食生活はどんなものだろうかというのは、世界中で研究されてきたテーマです。個々の食品や成分の安全性を調べる目的は、人間が健康で長生きするためです。この章では人間の側からの研究（栄養疫学）の状況について考えてみます。

一　北欧食と和食

注目を集める北欧食

二〇一八年五月、世界保健機関（WHO）欧州地域事務局が非伝染性疾患（NCD）予防のための、根拠に基づいた地域特有の健康的な食生活として「地中海食（MD）」および「北欧食

表 4-1　NND ガイドライン

1.	毎日野菜や果物をもっと食べよう
2.	全粒穀物製品を多く食べよう
3.	海や湖でとれるものを多く食べよう
4.	質の高い肉を少し食べよう
5.	野生の食品を多く食べよう
6.	可能ならオーガニック製品を
7.	食品添加物を避けよう
8.	季節のものを多く食べよう
9.	自宅で調理した食品を多く食べよう
10.	廃棄物を減らそう

巻末注1より作成。

（ND）」を勧める報告書を発表しました(1)。

地中海食についてはこれまで多くの研究があり、健康的な食生活としてその地位を確固たるものにしていることはよく知られていると思いますが、北欧食についてはそこまで有名ではないだろうと思います。ただ欧米ではここ一〇年ほど、急激に人気が出て知名度が上がっています。北欧諸国とはデンマーク、スウェーデン、フィンランド、ノルウェー、アイスランドで、地中海諸国に比べると寒冷で、比較的温暖な気候の地中海食とは農作物も異なるだろうことは想像に難くありません。北欧食の中でも「新しい北欧食（NND）」、ニュー・ノルディック・キュイジーヌ運動は二〇〇四年に北欧の主導的シェフらが定義して、各国の外交官らが積極的に広めたことで知名度が上がったものです。

北欧食は植物性由来のものを多く含み、かぶのような根菜、キャベツ、濃い緑の野菜、リンゴ、ナシ、

表4-2　ニュー・ノルディック・キュイジーヌ・マニフェスト

• 地域に密着した純粋さ、新鮮、シンプルを表現する
• 季節の移り変わりを反映
• この地域の気候、風景、水の中でとくにすばらしいものを使う
• 健康と福祉についての現代の知識とおいしさを組み合わせる
• 北欧の産物と生産者の多様性を促し背景にある文化を尊重する
• 動物の福祉と海と農地と自然の景観の持続可能性を促進する
• 伝統的北欧食の新しい使用法を開発する
• 最良の北欧調理法と食文化をほかの地域からの影響と組み合わせる
• 地方の自給と地域の質の高い製品を結びつける
• 消費者や食品生産者、農業、漁業、小規模および大規模食品企業、小売店、卸売り業者、研究者、教育者、政治家、当局が北欧地域すべての利益と歓びのための共同プロジェクトの参加者となるよう招き入れる

巻末注1より作成。

ベリー類、全粒穀物、魚、野生の獣、苔やキノコ、乳製品などからなります。栄養的には地中海食に似ていますが、オリーブ油ではなくキャノーラ油（菜種油）を多く使います。地中海食によく使われるトマトは北欧では育ちませんので、あまり使われません。これはもともと北欧の人たちが伝統的に食べていたものというよりは、先行する地中海食の健康へのメリットに関する研究を参考にしながら、地域に合わせて適応したものです。ニュー・ノルディック・キュイジーヌのメニューでは、酸味をつけるためにアリが使われることもあるのが話題になっていたりします。食材はできるだけ北欧の森から探す、加工品はできるだけ使わない、という原則に従ってのことだとは思いますが、少しぎょっとします。そういう驚きも含めて目新しい流行になっているのでしょう（表4-1、4-2）。

そして表立って広報活動をしている有名シェフなどが目立ちますが、その背景にはしっかりとした研究戦略もあるのです。北欧地域は伝統的食生活が健康的だったわけではないからです。

七カ国研究

北欧は寒い地方です。長い冬の間は新鮮な野菜などは簡単に入手できませんし、伝統的には塩漬けや燻製の肉や魚、発酵製品をメインに食べていた地域です。北欧諸国の一つであるフィンランドは、もっとも初期の疫学研究として有名な世界七カ国研究に参加しています。七カ国研究とは、一九五〇年代後半から一九六〇年代前半にかけて始められた、心血管系疾患の罹患や死亡率とライフスタイルの関係を調べるための日本、米国、フィンランド、オランダ、イタリア、ユーゴスラビア（現 セルビア）、ギリシャが参加した疫学研究です。日本のデータは、農村の代表として福岡県田主丸町（現 久留米市田主丸町）と、漁村の代表として熊本県牛深市（現 天草市牛深町）の四〇～五九歳の男性コホート、それぞれ五〇〇人程度が含まれています。この研究の大きな成果は心血管系疾患には血中コレステロール濃度や食事中の飽和脂肪摂取量が関係することが示されたことです。この研究は地中海食が健康によいと言われ始めるきっかけになった一つで、ギリシャの心血管系疾患死亡率が少なかったのです。

図4－1を見ると、フィンランドはこの中ではもっとも心血管系疾患死亡率が高いです。一方日本は、心血管系疾患死亡率の低さではギリシャよりも成績がよいように見えます。なのに

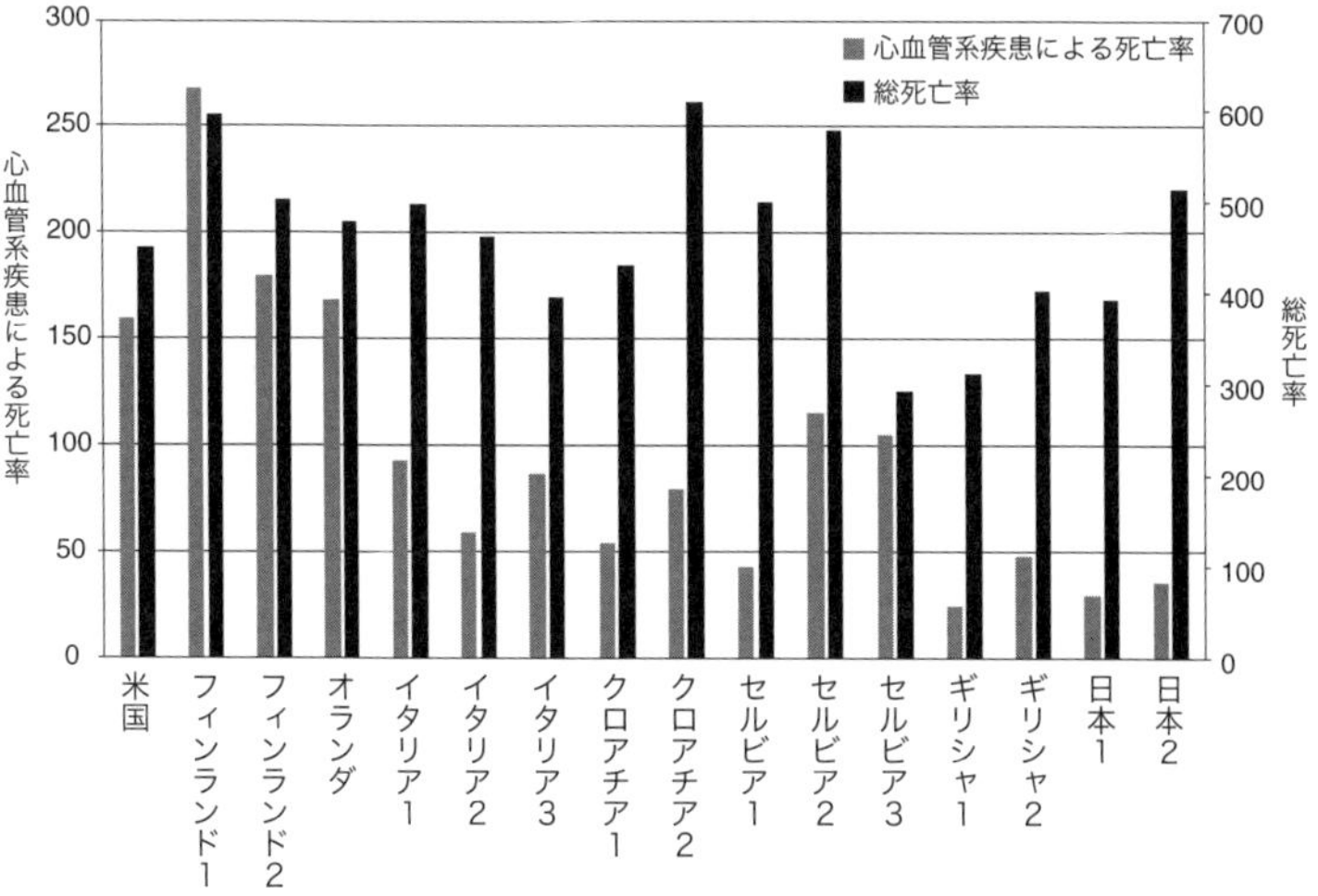

図 4-1　七カ国研究における心血管系疾患死亡率と総死亡率

巻末注 2 を参考に作成。

なぜ日本食ではなく地中海食が選ばれたのか？　理由は総死亡率です。日本は心血管系疾患による死亡については少ないものの、脳卒中やそのほかの原因による死亡が多く、七カ国の中では死亡率は高いほうだったのです。ギリシャは総死亡率についてももっとも優秀でした。そしてフィンランドは総死亡率についてもこの中では最悪でした。この研究でのフィンランドは、食事に占める飽和脂肪の割合がほかのどこの国よりも多かったのです。ちなみに日本は脂肪の摂取量がもっとも少なく、飽和・不飽和あわせて総エネルギー摂取量の一〇％程度でした。当時のフィンランドの食事も、日本の食事もとても健康的とは言えないものでした。

　こうした研究の知見から、フィンランド

はじめ北欧はこのままではいけないと、よりよい食生活への研究を進めていきます。技術の発展やＥＵ経済圏の流通拡大などもあって、冬でも新鮮な食材を多くの人が入手できるようになり、食事内容は改善されていきます。もちろん日本でも一九五〇～六〇年代から八〇年代にかけては高度経済成長と呼ばれる時代を含み、食生活に大きな変化が起こり、最大の死因だった脳卒中も劇的に低下していきます。

北欧食と和食の学術研究

しかし北欧食と日本食では、その後の学問分野での運命に大きな違いがあります。

図４－２に示したのは医学系の学術論文のデータベースであるPubMedで「Nordic diet」と「Japanese diet」を検索した結果です（二〇一八年六月）。PubMedは米国国立医学図書館（ＮＬＭ）の運営する医学論文データベースで、医学や健康関連の文献検索ではもっともよく使われているものです。「Nordic diet」では四一六件、「Japanese diet」では一七六件でした。この数値はヒト以外の実験も含むので、正確な比較のためにはもう少し丁寧に検索する必要があるのですが、大まかな傾向はわかります。北欧食がとくに近年、論文数を延ばしているのです。これは「新しい北欧食」のプロモーションと歩調を合わせたもので、宣伝するからにはその背景となる科学的根拠もきちんと提示しなければならないという意志が読み取れます。意志とは具体的には、研究資金の提供ということです。ニュー・ノルディック・キュイジーヌ・マニフ

エストにも掲げられているように、研究者もまた北欧食のプロモーションに協力しているのです。もちろん自国の国民の健康のために、文化や伝統を生かしつつどんな食生活がよいのかを探るという、研究者としては当然の使命感から研究をしている場合も多いでしょう。

一方日本食はあまりぱっとしません。さらにはっきりするのは「WASHOKU」で検索した場合です。PubMed で WASHOKU を検索すると、ヒットするのはわずか六件でそのうち二件は日本語の雑誌です（二〇一八年六月）。じつは日本が海外に宣伝しているのは「Japanese diet」ではなく「WASHOKU」なのです。

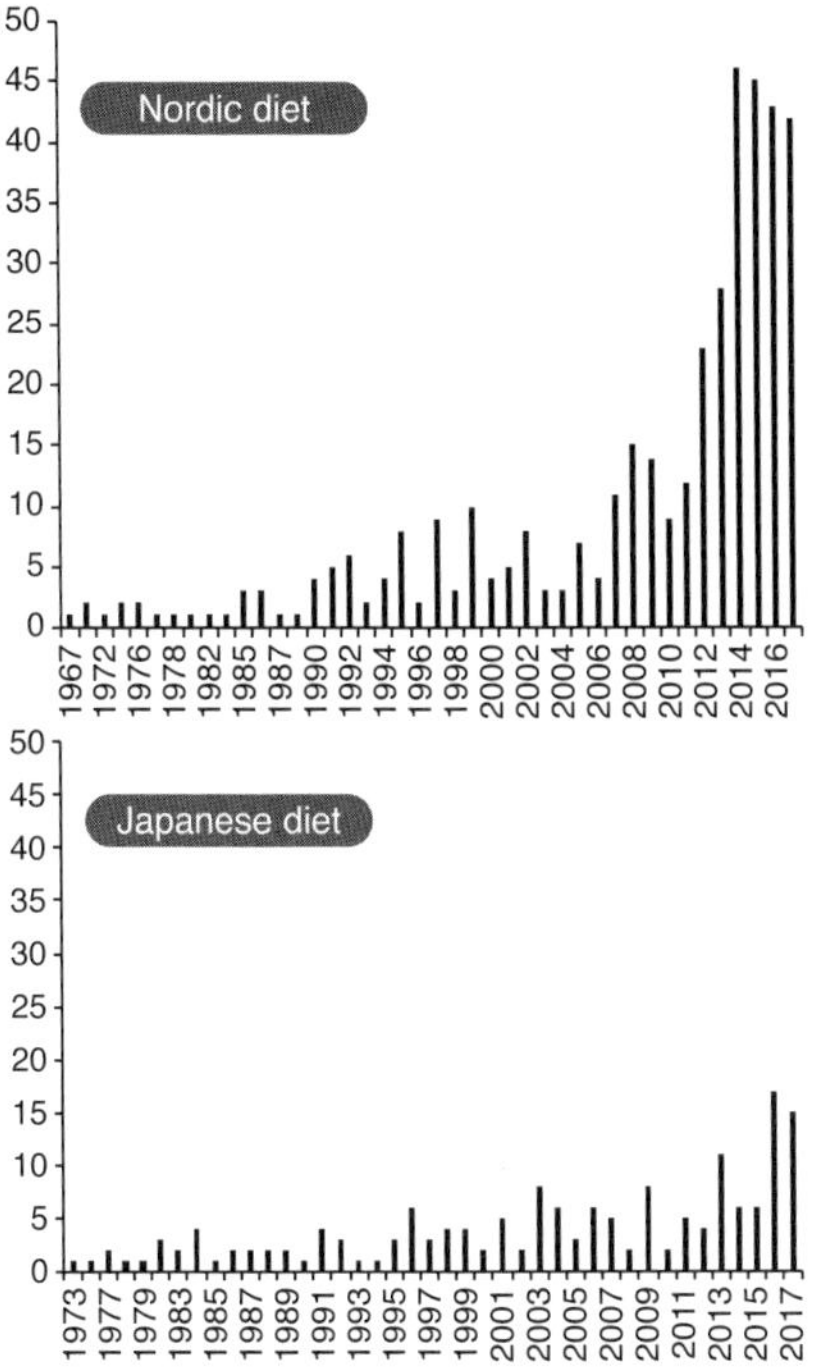

図 4-2　論文数の比較

ユネスコ無形文化遺産に登録しようとさまざまな活動を行ってきたのは「和食；日本人の伝統的な食文化」、英語では "WASHOKU; Traditional Dietary Cultures of the Japanese" です。(3)

外務省も〈「WASHOKU – Try Japan's Good Food 事業」〜日本各地の食材を世

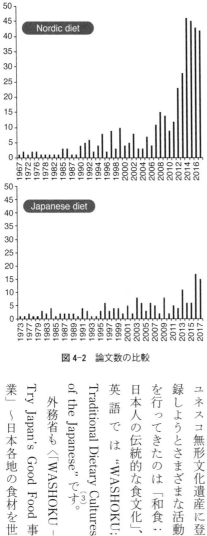

界へ紹介！〉とWASHOKUを使っています。(4)

もちろん、「和食」は文化として宣伝しているのであって、健康的であるなどとはまったく考えていないというのであれば当然の結果なのですが、果たしてそうでしょうか？　農林水産省の「日本の伝統的食文化としての和食」というサイトでは、次のように謳っています。(5)

海外で日本料理ブームがひき起こされた要因は、日本食は健康によい、という一点であった。その背景には日本人の長寿化と、一九七〇年代の日本の高度経済成長という経済的成果が結びついていた。その秘密は日本の食にあるとアメリカ人が考えるようになって、日本食ブームがおこるのは一九八〇年代以降であった。しかしその以前に、アメリカは食と健康の点で危機感をもっていた。その結果、アメリカ人の食生活に警鐘を鳴らしたのが一九七七年のアメリカ上院に提出された「マクガバン報告」である。このレポートには日本について何も書かれていないが、当時アメリカ人が直面していた食と健康の問題点から見て、日本の食文化がアメリカよりはるかにすぐれていると考えたのが、日本の食生活研究者たちであった。

それまでの欧米追随型の食生活改善運動から一八〇度転換して、アメリカを反面教師として伝統的な日本食文化に根ざした「日本型食生活」を宣言し、そのもとに食生活指針をまとめたのが一九八〇年のことであった。こうして注目された日本型食生活における栄養面は、いわゆるPFCバランス（タンパク質・脂肪・炭水化物）の摂取エネルギー比率が、それぞれ一三・〇％・二五・五％・六一・五％とほぼ理想的であった。まさにこれは和食のすすめに他ならない。

（中略）

今、食生活を通して健康を求める欲求は一段と強まっているのだから、さらに栄養面から和食に回帰する契機として、ユネスコの無形文化遺産に和食が登録されることが望まれる。

和食は米国人の食事より健康的であると考え、勧めていると読めます。しかし先に見たように、その学術的根拠は乏しいのです。そして積極的に根拠をつくっていこうという意志も見られません。少なくとも「和食（WASHOKU）」を海外にも宣伝するための一環として健康影響を研究するのならば、英語で学術論文を発表し、その論文のキーワードにはWASHOKUが入っているべきでしょう。

こうした「根拠はないがそう思っているので宣伝してそういうことにしてしまう」というやり方は、日本国内では通用してきたのかもしれませんが、海外には通用しません。どこの国の人たちも、自国の食文化には誇りをもっていて、それが同時に健康にもよいのだと信じたいことに変わりはありません。それでも欠点を発見し、改良し、適応していくのが科学です。たまたま海外で日本食ブームが起きたからといった程度のことを頼りにしていたのでは、気まぐれな流行が過ぎ去ってしまえばおしまいですし、何より国民の健康増進にはつながりません。現時点では「和食」を日本人にとって健康的で理想的な食生活だと自信をもって勧めることはできません。自国民に勧められないものを海外に宣伝するのはさらに躊躇《ためら》われます。

「和食」が「新しい北欧食」から学ぶべきことは多いと思います。

二　NNDの落とし穴

食べ物に含まれる毒

さてここまで読むと、NNDを手放しで称賛しているように思われるかもしれませんが、NNDにも欠点はあります。ニュー・ノルディック・キュイジーヌ・マニフェストを文字どおりに読むと、とにかく自然のものを可能な限りそのままの形で提供することをよしとする方針がわかります。これが、自然のものには有毒なものもたくさんあるという事実を忘れたシェフの手にかかると危険を伴います。アリを使うこともあると先に書きましたが、アリだけではなく野生の、あるいは栽培されてはいるものの食用ではない草木やキノコが使われる場合もあるのです。厳密にはアリも食用ではないのですが、野菜を食べるときに野菜についていた虫も一緒に食べることは実際にあるので、その範囲内だと言えないこともありません。しかし毒草や毒キノコになると大きなリスクを伴います。EUの規則によると、一九九七年五月一五日以前に食品として食べてきた経験が相当期間ないものは、新規食品（ノベルフード）として申請して認可されないと、食品として販売することはできません。したがって、流行の最先端をいくプレッシャーを常に感じながら、これまでにない料理を提供しなければと考える有名シェフの料理は、食品法違反である可能性があります。そのこともまた学術論文で指摘されています。(6)

この論文ではデンマークの一五〇のレストランや地元食品店で、使っている野生のものや自分の畑などで育てた花の調査を行っています。二三種類の植物の花が使われていて、そのうち九種類には有毒物質が含まれ、二種類には構造のわからない有毒物質が含まれ、四種類は花以外の部分に有毒物質が含まれていることがわかっているものでした。この研究では花を中心に調べていますが、花以外にもいろいろな野生の植物が使われている場合がありそうです。ニュー・ノルディックの料理の画像をいろいろ見ていると、子どもの頃に野山で遊んだおままごとの料理を思い出します。雑草の青汁の「スープ」、泥団子に木の実や花を飾った「料理」。北欧でも子どもたちはそういう遊びをするのでしょうし、どこか懐かしさも感じるのかもしれません。

危険な毒キノコ

もともと食用ではない自然のものを食べることにリスクがあるだろうことは、普通に考えつくことだと思います。しかし北欧にはもっと不思議なものを食べる伝統があるのです。

フィンランドの食品安全担当機関であるフィンランド食品局は、毎年時期がくるとあるキノコについて警告を出します。シャグマアミガサタケ（*Gyromitra esculenta*）というキノコです。(7)

このキノコは毒キノコであるにも関わらず、スカンジナビア半島では食べるのです。スーパーマーケットの野菜や果物コーナーで販売されていたりもします。シャグマアミガサタケに含まれるおもな毒素はギロミトリンというもので、食べる前にはその毒を減らす処理をしなければなりません。フィンランド食品局が指示している方法は次のとおりです。

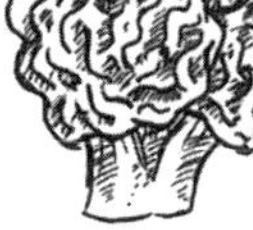

- 大量の水（キノコの三倍以上）で少なくとも五分、二回ゆでる
- ゆでるたびに大量の水で洗う
- 乾燥したりゆでたりする場合には換気に注意
- ゆでたり洗うのに使った水は調理に再利用してはならない

換気に注意というのは、ギロミトリンが加水分解するとモノメチルヒドラジン（ＭＭＨ）という、揮発性の有毒物質ができるからです。ＭＭＨはロケット燃料に使用されている物質で、二〇一二年に北朝鮮のミサイル発射実験が日本のニュースで盛んに報道されていた頃には、落

下してくるものに含まれるかもしれない危険な物質として、一般向けのニュースにも取り上げられたことがあります。もちろんロケットに使う物質はキノコが原料ではありませんが、物質としては同じものです。ギロミトリンもMMHも発がん性であると考えられていて、こうした毒抜き処理で嘔吐や下痢、神経症状などの急性中毒を起こさない程度にまで含量が下がるものの、発がん性については残ると考えられます。もともと「今まで食べてきて大丈夫だった」という「食経験」は、発がん物質についてはまったくあてにならないものです。

世界の多くの国では、シャグマアミガサタケは食用ではなく毒キノコとみなされて販売は禁止されています。フィンランド食品局はシャグマアミガサタケを販売する場合には、必ず食べ方についての注意書きをするように指導しています。このキノコについてあまり知らない海外からの旅行客などが、スーパーで売っているものだからと普通のキノコと同じように調理して食べてしまうと中毒になるからです。缶詰や乾燥品も販売されていますが、それらも毒抜きが必要です。缶詰だとなんとなくそのまま、あるいは簡単な処理で食べても大丈夫だと思ってしまうかもしれませんがそうではないのです。フィンランド語で警告が書いてあっても、日本人なら気がつかないかもしれません。海外からの珍しいお土産にはそういうものもあるかもしれないことに注意しましょう。シャグマアミガサタケを食べる習慣のない外国人の気持ちとしては、どうしてそんなものを食べなければならないのかと思いますが、日本人がフグを食べて中毒になったというニュースを海外の人が聞いたら、やはり同じように感じるのかもしれません。

食文化というのは不思議なものです。

このシャグマアミガサタケは、できるだけ手を加えないで自然のものを、というニュー・ノルディック・キュイジーヌ・マニフェストとは非常に危険な組み合わせです。全体的な方針が間違っていないとしても、例外も多数あることや、しっかりした知識をもち、常に更新していかないと危険なこともあるのが食品なのです。

NNDについても和食についても、現在の状況がこのままずっと続くわけではなく、環境の変化に従って食生活も安全性に関する人々の認識や受容も変化し続けます。そのような動的なシステムの中で文化を大切にしながら、より健康的な食生活を勧めていくというのはどういうことなのかを考え続けていく必要があります。常に変化する世界の中では、変化しないこともまたリスクになるのです。

コラム③

ライチが引き起こした死亡事例

二〇一五年に米国疾病予防管理センター（CDC）が、インドやバングラデシュで小さい子どもたちが急性神経疾患で死亡する謎の病気の流行は、ライチに関連すると発表しました。病気は一九九五年以降何度も報告されていましたが、二〇一三年と二〇一四年の流行をCDCが調査した結果、原因がわかったのです。この病気は六月半ば頃をピークにして発生し、昼間は元気だった小さい子ども（年齢の中央値が四歳）が夕方以降急に痙攣《けいれん》、意識低下となり、入院しても三割は死亡するというものでした。感染症の兆候はなく、急な発症のため何らかの毒素が原因と疑われました。特徴は低血糖で、ライチの種に含まれるメチレンシクロプロピルグリシン（ＭＣＰＧ）が動物で低血糖性脳症を誘発することから、ライチが疑われました(8)。

その後の研究で子どもたちの病気とライチの関係は徐々に確実なものになっていき、二〇一七年に発表された論文でほぼ確定されたと言っていいでしょう。この論文では、二〇一四年五月二六日から七月一九日にかけて、一五歳以下でムザファルプルの二つの病院に入院した急性神経疾患患者三九〇人のうち一二二人が死亡した事例を調べています。入院時の血糖は二〇四人（六二％）が七〇ミリグラム／デシリットル以下で、病気と関連するのは発症の二四時間前以内にライチを食べたことと夕食を食べないことで、夕食を食べるかどうかが大きな要因になっています。六六％の患者の尿からヒポグリシンＡ代謝物、ＭＣＰＧあるいはその両方が検出されているものの、対照群では検出されていません。ムザファルプルのライチ種衣（ライチの可食部）の三六検体のヒポグリシンＡ濃度は一二・四〜一五二・〇マイクログラム／グラム、ＭＣＰＧは四四・九〜二二〇・〇マイクログラム／グラムだったとのことです。ヒポグリシンＡおよびＭＣＰＧは代謝阻害作用がありグルコース生産を抑制するため、栄養不

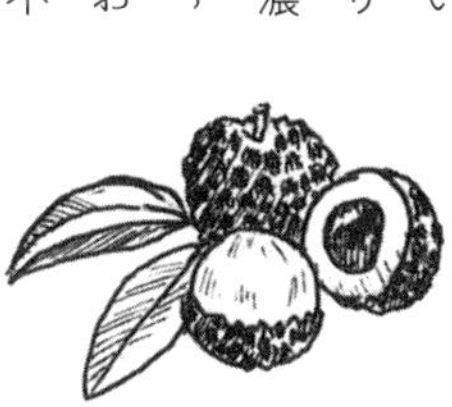

良なのに発育のためにエネルギーを必要とする子どもたちの血糖値がもっとも低くなる深夜にかけて発症するというのです。したがってこの病気を予防し死亡率を下げるには、ライチの摂取を減らすことと夕食を確実に食べることと結論しています(9)。

当初疑われていたライチの種にももちろん毒素はありますが、種は普通食べないので、子どもたちが食べていたのは普通に食用になる部分です。夕食を食べられないというような貧しい家の子どもたちが、ライチの収穫期に商品として出荷されなかったライチでお腹を満たすというのは無理もないことです。未熟な果肉には毒素が多いという知見もあることから、商品として出荷できないような未熟なものも口にしていたのかもしれません。お腹一杯食べられる豊かな人には何の影響もなく、貧しい人たちだけに影響するという、自然の無慈悲さを見せつけるような毒素です(10)。

ところでヒポグリシンAはライチに特有のものではありません。有名なのはアキーという果物で、完熟した実は食べることができますが、未熟なものは有毒植物として米国では取り締まりの対象になっています。目安としてはヒポグリシンA濃度が一〇〇ppm以上とのことで、これは健康な成人にも害があるためよく知られています。ほかにランブータンや竜眼のようなムクロジ科の果物にもヒポグリシンAが含まれるため、どれでもたくさん食べれば低血糖症候群になる可能性があります。

また二〇一五年には馬の季節性農場筋疾患という病気が、プラタナスの木の種子に含まれるヒポグリシンAが原因であることが報告されています。馬が木の種子を食べるわけではなく、食べているのは農場の草なのですが、風に飛ばされて落下したプラタナスの種子を一緒に食べてしまって病気になるというのです。

ヒポグリシンAの話は、天然物の不思議さや私たちが知っていることなど自然界のほんの一部でしかないことを、つくづく思い知らされる事例だと思います。こういうものがまだまだたくさんあることでしょう。それを考えたら、自然の恵みなどと称してよくわかっていない、食品ですらない植物のエキスなどを、健康食品として使用することなど恐ろしくてできないと思います。自然をよく知らないからこそ自然は素晴らしいとか食品のことはよくわかっている、などと言えるのでしょう。

第5章

国際基準との軋轢《あつれき》

†基準の意味を理解し基準に振り回されないようにしよう

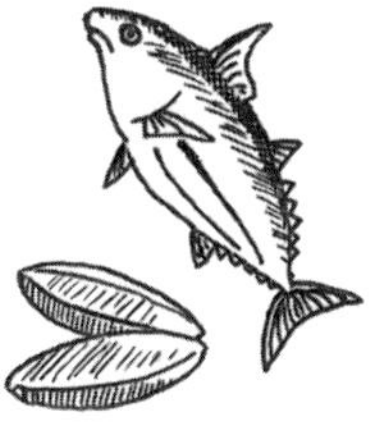

食品の安全性を確保するための手段の一つとして、いろいろな「基準」を設定して満たさない場合には排除する、という方法があります。日本では輸入食品が基準を守っているかどうか監視することこそが、食品の安全対策だと思われているふしがありますが、それは一部でしかありません。食品の基準について考えてみます。

一　EUへの鰹節の輸出問題

鰹節に含まれる物質

二〇一五年に、イタリアのミラノで「食」をテーマにした国際博覧会が開催され、日本もその場で「和食」を宣伝しようと意気込んでいました。二〇一三年に「和食」がユネスコ無形文化遺産に登録された[1]ことや、欧米での寿司などの日本食ブームへの手応えもあってメディア報道などは成功間違いなしといったムードでした。ところが「和食」の食材には、EUの食品安全規制に違反するために欧州に持ち込めないものが少なからずありました。たとえばフグは、一般的には毒魚とみなされますから食用に提供することはできません。畜産製品の衛生基準も異なります。その中でもっとも関心を集めたのが鰹節でした。EUの「燻製魚介類及びその加工品」について定められている多環芳香族炭化水素（PAHs）の基準をクリアできないので鰹節はEUでは使えない、つまり「和食」にとって非常に重要な「だし」が取れないということになるからです。

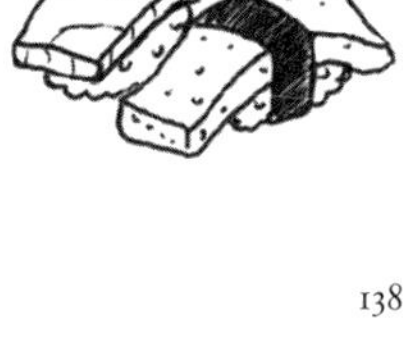

ここでまずEUの基準について説明します。燻製は、肉や魚などに木材などを燃やした煙をかけて（燻《いぶ》して）保存性を高めると同時に風味を加える、調理・加工方法です。煙に含まれる各種化学物質が食品を腐敗させる菌を殺したり、増殖を抑制したりする作用を利用しています。ところがこの煙の成分には、有害な物質もいろいろ含まれます。有害だから殺菌作用があるとも言えるのですが。代表的な有害物質がベンゾ［a］ピレンという発がん物質です（図5－1）。ベンゾ［a］ピレンは、有機物を高温にしたときに生じる一連の化学物質――PAHsと呼ばれます――の一種です。ベンゾ［a］ピレンの発がん性は比較的古くから知られており、その

発がんメカニズムについても研究が多く行われていて、遺伝子に結合して突然変異を起こす遺伝毒性発がん物質であることがわかっています。PAHsのすべてに発がん性があるというわけではありませんが、PAHsの中にはベンゾ［a］ピレンのような遺伝毒性発がん物質がいくつか含まれます。こういうものは食品にはできれば入っていて欲しくはないものなので、EUでは基準値を決めて、それを超えるものは食品としては認めないという方法で管理しています。

遺伝毒性発がん物質の基準値

ここで、食品中の遺伝毒性発がん物質の管理方法の原則について確認しておきます。食品添加物や残留農薬、残留動物用医薬品などの、意図的に使用されて食品に含まれるものは、使用する前に認可が必要ですが、遺伝毒性発がん物質は基本的に使用が認められることはありません。安全な残留量が決定できないからです。ですからもし燻製をつくるときの煙を食品添加物とみなせば、使用が認められることはありません。EUでは燻製風味の香料という食品添加物を認めていますが、それらは燻製の煙の成分から遺伝毒性発がん性のある成分を除去したものになっています。天然物の毒性を、技術の力で低減したものが食品添加物になれる、というわけです。

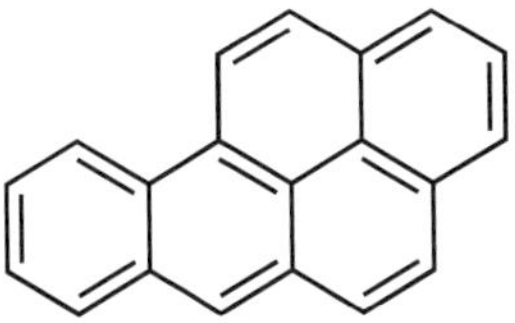

図 5-1　ベンゾ［a］ピレンの化学構造式

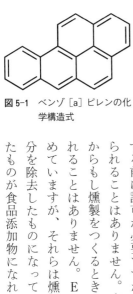

一方、燻製という調理加工方法は伝統的にいろいろな食品に対して使われてきたものですし、とくに健康被害が報告されているというようなものでもありません。PAHsはほかの加熱調理でも生じるので、それらすべてを禁止することは不可能です。このような、どうしても食品に含まれることが避けられないような遺伝毒性発がん物質については「ALARAの原則」(第1章参照)で対応します。まず、その発がん物質によるリスクを定量評価して許容できる水準かどうかを判断します。そして、その工程を工夫することで発がん物質の生成がどこまでコントロールできるのかを判断します。そのうえで、この両方を考慮して具体的な管理目標値が決まるのです。

EUでは食用油脂、燻製肉、燻製魚、乳児用食品などの、加熱によってPAHsが生じる可能性のある加工食品に対して、PAHsの上限値を定めています。燻製魚についてはベンゾ[a]ピレンは五・〇マイクログラム/キログラム、ベンゾ[a]ピレンとベンゾ[a]アントラセンとベンゾ[b]フルオランテンとクリセンの合計(PAH4)で三〇・〇マイクログラム/キログラムという基準を定めていて、それを二〇一四年九月からは、ベンゾ[a]ピレンは二・〇マイクログラム/キログラム、PAH4は一二・〇マイクログラム/キログラムと引き下げています。

PAHsは何種類もあり、原材料や燃焼条件などにより生じる化合物の組み合わせは多様ですが、そのすべてを分析できるわけではないので代表的なものの数値を指標に使っています。

代表的なものとして選ばれているのが、発がん性の強いものや検出量や検出頻度が高いものなどです。たくさんの種類を分析したほうがデータとしてはより正確になるかもしれませんが、分析のためのコストはかかります。EUはベンゾ［a］ピレンのみを測定した場合と、ベンゾ［a］ピレンのほかに三種類を加えたPAH4およびPAH4にさらに四種類加えたPAH8のデータを検討して、ベンゾ［a］ピレンとPAH4を基準値に使うことを決めたのです。そしてベンゾ［a］ピレン単独での規制値とPAH4の規制値の両方を満たすことを求めています。そうすることで発がん性PAHの多様な組み合わせにある程度対応できます。そして「無理なく到達可能な範囲でできるだけ低くすべき」という原則に従って、技術の進歩により「無理なく到達可能な」レベルが低くなれば基準値は改訂されます。

二〇一四年の基準値の引き下げは市場で販売されている製品の含量を調べ、製造者による対応状況を検討したうえで行われたものです。一般的に同じ商品であっても、昔の技術より新しい技術のほうが何らかの工夫によって安全性などが向上することが多いです。燻製製品中の遺伝毒性発がん物質の含量を下げることができたのは歓迎すべきことでしょう。こうした小さなことを一つ一つ積み上げているからこそ、食品の安全性は時代とともに向上しているわけです。

ただしすべてのものが同じような歩調で改良されるわけではないので、新しい基準に適合できないものについては例外が認められます。EUの規則にはこの「例外」がたくさんあります。何かの基準をつくるときに、その基準を満たせないものは排除されるので、できるだけ基準違反を出さないような緩めの値を設定する場合と、基準値を満たせないものでも例外規定などを設けて流通を認めつつ、基準としては厳しい値を設定する場合が考えられます。日本は基準があるとにかく守らなければならない、外れは許さないという対応を好むような気がしますが、EUのような、もともと異なる多数の国が集まって統一の決まりをつくっている場合には、そのような対応には無理があります。だからといってすべてのものがクリアできるような緩い目標ばかりを設定していたのでは、より高いレベルをめざすのが難しくなります。理解できる理由があれば基準の例外として認めつつ、理想的な数値を設定するというのがEUでよく見られるやり方です。欧州はしばしば厳しい基準値を設定することで有名ですが、運用にあたっては比較的柔軟なところもあります。EU並みの厳格な基準値を日本のような厳しい態度で運用するとどうなるか、というのは香港の別の事例で紹介します。

鰹節は燻製魚？

さて、この燻製魚のベンゾ［a］ピレンとPAH4に関するEU基準を鰹節はクリアできない、というのが問題になったのです。鰹節はスモークサーモンのような典型的な「燻製魚」に比べると相当水分が少なく、長い時間燻され軽くなるので、マイクログラム／キログラムといった重量当たりの重さで決まっている基準を超える可能性は高くなります。そのため二〇一四年以降の基準値では遵守できないということで、日本はEUに対して鰹節については以前の基準値（ベンゾ［a］ピレンは五・〇マイクログラム／キログラム、PAH4は三〇・〇マイクログラム／キログラム）を適用するよう、データを提出したうえで申請して二〇一五年に認められています。しかしこの値でも伝統的な本物の鰹節だと達成できないのです。

鰹節の生産で有名な鹿児島県枕崎市では、欧州に鰹節を輸出することを検討した結果、フランスに製造工場をつくるに至りました。枕崎フランス鰹節[2]ではその経緯を説明していますが、その中で本物の味を届けるため「こだわらないことに、こだわりを。」と書いています。

> 現状では、衛生・食品規制基準の違いやコスト、インフラの問題から日本の鰹節をそのまま輸出することは困難となっています。鰹節の製造過程で行う「いぶし」で「ベンゾピレン」の含有量がEU基準を超える事もそのひとつです。「製造方法を変えたら枕崎鰹節ではないのでは？」など、この問題は何度も議論されました。しかし、私たちが伝えたいのは、本物の鰹節でだしの旨味を届けること。その原点を改めて再確認した結果、フランス・コンカルノーという枕崎と似た漁港がある町に、製造工場を設立することを決意しました。もちろん、昔ながらの製造方法は踏襲しながら、欧州の規制基準をクリアする製造方法を確立させていきました。

そもそも鰹節は「燻製魚」のカテゴリーに入るのかどうか疑問がある、と私は思います。もちろん、魚を燻してつくるのだから「燻製魚」である、という判断には一理あります。ただ鰹節のおもな使用目的はだしを取ることであって、鰹節そのものを食べるわけではありません。PAHに関しては、この食べ方の違いは非常に大きな意味をもちます。PAHはその構造式からわかるように、脂溶性が高くほとんど水に溶けません。農林水産省が「魚節に含まれている多環芳香族炭化水素のだしへの浸出」という調査を行っていますが、PAHはほとんど出し殻のほうに残っていて、だしには溶出していません(3)。したがって「だし」なら安全性が問題にされることはないだろうと考えられます。

削り節を食べる場合でも一回の食事で食べる量が少ないため、暴露量は少なくなります。スモークサーモンなら一度に二〇〜三〇グラム食べるのは普通でしょうが、鰹節は冷や奴に載せたり小鉢料理の風味づけに使ったりする場合には、数グラムしか使わないのではないでしょうか。こういう食材はEUの伝統的な食生活にはもともと存在しなかったものなので、「新規食品」として申請して「燻製魚」とは違う基準をつくるという方法もあると思います。それはハードルが高すぎると思われるかもしれませんが、食品添加物の新規申請ならいろいろな企業がすでに何度も行っていることです。風味を加えるという使用目的からは、食品そのものよりも食品添加物のほうが近いかもしれません。そういう方針なら、伝統的枕崎鰹節の「本物の」風味のだしが欧州で使えるかもしれません。もっとも日本人が価値があると判断する「本物の風味」が、それに慣れていない欧州人にとっても同じように価値があるかどうかは別問題です。

食習慣の違うところでは喜ばれるものが違うというのはよくあることです。日本の食品を海外に輸出しようとするなら、そうした食品規制の違いにどう対応するのかという戦略は十分練っておきたいところです。輸出を促進したいのなら、そのような専門知識を提供することを農業関連の研究機関や地元の大学などに期待したいところですが、残念ながらリソースは不足しているようです。(4)

鰹節の粉末が問題になった事例

鰹節のPAHの話にはさらに続きがあります。高級料亭が鰹だしを取るといった場合、だしを取ったあとの削り節は出し殻として捨てられ、食べることはないと思います。しかし鰹節を細かく砕いたものがインスタントラーメンのスープなどによく使われています。この場合、一定量のPAHは含まれます。これが問題になったのが韓国と台湾です。

二〇一二年一〇月、韓国でインスタントラーメンのスープ（粉末の調味料）から、二・〇〜四・七ppbのベンゾ［a］ピレンが検出されたという報道がありました。当時の韓国食品医薬品安全庁のデータを当時の野党の議員が入手して、韓国主要メーカーである農心の、国民にとってなじみのあるインスタントラーメンから、国際がん研究機関（IARC）がグループ1に分類している発がん物質が検出されたと発表して波紋を起こしたのです。

検出された量は鰹節を原材料に使っていれば想定される範囲であり、とくに問題視するようなものではありませんでした。そのため農心も最初はホームページに「食品医薬品安全庁は該当製品摂取によるベンゾ［a］ピレン暴露量は調理肉類を摂取したときの一万六〇〇〇倍も低い水準だと明らかにした。毎食一生摂取しても人体に無害な水準だ。食品医薬品安全庁が安全な製品と認めているので製品回収は検討していない」旨の発表をしていました。

ベンゾ［a］ピレンは、韓国人の大好物の焼き肉でも生じ、とくに直火で焼いた場合には量が多くなります。そのため食品医薬品安全庁は、焼き肉をするときのPAHの量を減らすためには直火や網焼きではなく、鉄板を使って直火を避けるようにという助言を出しています。しかしこの助言が国民に採用されている様子はあまりありません。焼き肉は直火のほうがおいしいと思っているのでしょう。農心の発表にある「調理肉類を摂取したときの一万六〇〇〇倍も低い」というのは、どういう条件でのデータを用いて、どういう計算をしたのかわかりませんが、一度に食べる焼き肉の量（グラム）のほうがラーメン一食分の粉末スープの重さより遥かに多いのは間違いないでしょう。

しかし問題はこれで収まりませんでした。韓国はEUに倣って、燻製製品にベンゾ［a］ピレンの基準値を設定しています。燻製魚製品で五ppb、鰹節のような乾燥燻製魚製品には一〇ppbでした。ラーメンスープのような加工製品については基準値はありませんが、農心はラーメンスープで検出された量の二・〇～四・七ppbが鰹節の基準値である一〇ppbより少ないから問題ないと主張しています。(5)

しかし食品医薬品安全庁は野党議員の指摘を受けて、原材料として使った鰹節から基準値を超えるベンゾ［a］ピレンが検出されているため、食品衛生法違反として製品の回収を命令し農心に行政処分を行いました。不適切原料を使ったとされる業者はほかにもあり、合計九社が行政処分対象となっています。製品の回収となればメディアはそれを伝える必要がありますから、しばらくの間「ラーメンから発がん物質」のニュースが溢れることになります。

この韓国で騒動になったニュースは日本や台湾でも報道されました。日本では鰹節のベンゾ［a］ピレンの基準はありませんが、韓国で回収対象となったものは日本でも回収することが指導されています。スープのベンゾ［a］ピレンが健康リスクになると判断されたわけではなく、韓国で販売できないものでも日本なら売れると考えて、回収されたものが日本に流入してくることを遮断するのがおもな狙いでしょう。

一方台湾では、韓国でのニュースを受けて台湾メディアが市販のインスタントラーメンのスープなどのベンゾ［a］ピレン検査を分析機関に依頼し、〇・七八～四・九五ppbが検出されたことを報道しました。それを受けて台湾行政院衛生署が二〇一二年一一月九日、ベンゾ［a］ピレン検出と報道された製品について、リスクはないため回収の必要はないと発表しています。このとき台湾行政院衛生署は、米国環境保護庁（EPA）のスロープファクターを用いて生涯発がんリスクを計算し、七・四×一〇のマイナス六乗と許容できる範囲であり、製品の回収は不要であるとしています。(6) 台湾は同時に食品中のベンゾ［a］ピレンについて討論し、企業向けガイドラインの作成を検討するとも発表し、その後食品中PAH削減のためのガイドラインで鰹節についてはモニタリングの指標値として三〇ppbを設定しています。モニタリングの指標値というのは、これを超えたら回収や廃棄などを命令される法的基準値ではなく、企業が自主的にこれ以上のものには何らかの低減対策を取る目安となる値です。この台湾の対応はコーデックスの基本に従ったもので、冷静で合理的なものだと思います。同じ遺伝毒性発がん物質である、放射線リスクに関しての日本産食品の輸入規制解除をめぐる混乱[7]と比較すると、放射能が政治的にどれだけ特殊な意味をもつかを思い知らされます。

妥当な基準値の設定

鰹節の輸出についてまとめてみましょう。

「EUの食品安全基準を満たさない鰹節が日本で販売されている！　危険だ！　許し難い！」という記事を書くことも可能です。しかし鰹節の食べ方を考えると、EUの安全基準が適切だとは思えません。韓国のように、先進国で設定されている基準値はできるだけ国内でも採用する、それもできるだけ厳しい値を、という方針で臨むことも可能ではありますが、そのせいで頻繁に製品の回収が起こります。実際に健康被害が出るようなものや、その規制によってリスクが相当減るなら回収を命令することも妥当ですが、鰹節や胡麻油のベンゾ［a］ピレンより、肉や魚を焼くなどの調理で生じるベンゾ［a］ピレンのほうが摂取量としてははるかに多いため、基準値をわずかに超えた製品を回収・廃棄したところで、消費者の暴露量にはほとんど影響がなく、リスクは変わりません。リスク・ベネフィット解析や規制影響評価を行えば規制しないほうがよいという結論になるでしょう。したがって日本で鰹節のベンゾ［a］ピレンに規制値がないことは妥当だと思います。

問題になるのは輸出するときです。輸出したいのであれば輸出先の基準を守るのは当然です。日本は多くの国にそれを要求してたくさんの食料を輸入しています。鰹節の場合は今のところEUの燻製魚の基準にあてはめようと努力していますが、別の方法もあるかもしれません。どういう戦略で臨むかは、どのくらいのリソースを使えるかにもよりますのでケースバイケースでしょう。国策でないとなかなか使えない手ですが、韓国のキムチのように自国の伝統食品をコーデックスの国際基準としてつくって、各国にその基準を採用させるという方法もあります。いずれにせよ、輸出するとなると国の衛生水準や制度も含めて外から評価され、いろいろな指摘を受けることになります。そうした指摘に応えて改良する、あるいは説明するといった経験をすることで、製品の安全性は向上することが期待できます。日本国内だけを相手に「国産神話」に守られていると気がつかないことも多々あるでしょう。鰹節だけではなく、いろいろな商品が輸出に挑戦するといいと思います。

二　検査の意味は？

検査を増やせば安全になるのか

輸入食品の安全性をめぐる議論のなかでよく出てくる意見が、もっと検査の割合を増やせ、というものです。たとえば二〇一六年の環太平洋連携協定（ＴＰＰ）をめぐる衆院特別委員会で日本共産党の斉藤和子議員（当時）が、輸入食品の検査率が二〇一四年度八・八％で「九一・二％が無検査で輸入されている、驚くべき実態だ」と指摘して、食の安全を守るために（検疫所で輸入食品の検査に携わる）食品衛生監視員を増員するよう求めたことを「しんぶん赤旗」が報告しています(8)。

ＴＰＰが話題になる以前から、そして共産党に限らずいろいろなところから、食品の安全性を高めるためには検査を増やすべきだという主張はよく聞きます。その極端な形が牛海綿状脳症（ＢＳＥ）の全頭検査であり福島県のコメの全袋検査でしょう。ＢＳＥや放射性物質の検査は、検査をすることによって食べる部分がなくなることはない特殊なものなので全数検査が可能ですが、残留農薬やカビ毒の検査は、検査したものは食べられなくなるのですべてを検査することは不可能です。検査もロットごとの抜き取りであって、カビ毒のように一部にカビが生えているようなものをすべて検出できるわけでもありません。ハザードとなる要因も、一つの製品に一つとは限らないので、すべてを検査で知ることは最初から不可能です。したがって検査をする場合には、その製品にとって問題になりそうなハザードを選んで、一定の水準で異常を検出するといったような検査の目的を明確にして、サンプル採取の計画を立てるわけです。単純に検査率が高ければ安全性が高くなるわけではなく、検査だけで安全性を確保できるわけでもありません。ここでは検査の設計について専門的に解説することが目的ではないのでこれ以上の説明はしませんが、非常に面白い分野なので興味のある方はぜひ深く追求してみてください。

何かを検査した結果を判断するのに使われるのが基準値です。輸入した果物からある農薬が〇・二ppm検出されたとして、それを基準値に照らし合わせて超過している、あるいは基準値以内と判断するわけです。決まりを守っているかどうかをきちんと確認するのは食品安全を守るための大切な仕事です。ただしそれは、測定方法と基準値が妥当なもので、検査計画が目的を果たすためにきちんと設計されている場合には、という条件がつきます。

規則に厳密すぎることの問題

日本は比較的検査の好きな国だと思いますが、日本以上に検査をよくやっているところがあります。香港です。香港は中国の特別行政区で、中国とは異なる政治制度を持っています。食糧の多くを中国やその他の国からの輸入に頼っていますが、中国本国から購入する場合でも輸

表 5-1　香港で公表された違反の一例

発表年月日	違反項目	違反内容
① 2018 年 5 月 31 日[9]	チョコレートの栄養表示規則違反	ナトリウムが 100 g 当たり 3 mg と表示されていたのに検出されたのは 11 mg
② 2018 年 5 月 17 日[10]	チョコレートの栄養表示規則違反	ナトリウムが 100 g 当たり 36 mg と表示されていたのに検出されたのは 65 mg
③ 2018 年 5 月 8 日[11]	チョコレートの栄養表示規則違反	ナトリウムが 100 g 当たり 3 mg と表示されていたのに検出されたのは 11 mg
④ 2018 年 5 月 8 日[12]	レーズンの栄養表示規則違反	ナトリウムが 100 g 当たり 12 mg と表示されていたのに検出されたのは 19 mg
⑤ 2018 年 4 月 11 日[13]	箱入りマカロニの栄養表示規則違反	脂肪が 100 g 当たり 1.1 g と表示されていたのに検出されたのは 1.9 g
⑥ 2018 年 3 月 19 日[14]	キャンディの栄養表示規則違反	ナトリウムが 100 g 当たり 20 mg と表示されていたのに検出されたのは 48 mg
⑦ 2018 年 3 月 15 日[15]	ハチミツの栄養表示規則違反	タンパク質が 100 g 当たり 1 g と表示されていたのに検出されたのは 0.4 g
⑧ 2018 年 2 月 9 日[16]	ココナツオイルの栄養表示規則違反	飽和脂肪質が 100 g 当たり 0 g と表示されていたのに検出されたのは 73.3 g、トランス脂肪が 100 g 当たり 0 g と表示されていたのに検出されたのは 0.76 g
⑨ 2018 年 1 月 29 日[17]	塩味卵の栄養表示規則違反	ナトリウムが 100 g 当たり 607 mg と表示されていたのに検出されたのは 1800 mg

表 5-2　香港での栄養表示の許容範囲

エネルギー/栄養素	許容範囲
エネルギー、総脂肪、飽和脂肪酸、トランス脂肪酸、コレステロール、ナトリウム、糖	≤120%
タンパク質、多価不飽和脂肪酸、単価不飽和脂肪酸、炭水化物、デンプン、食物繊維、可溶性繊維、不溶性繊維、繊維の個々の成分	≥80%
ビタミンとミネラル（ビタミン A、ビタミン D および添加したビタミンやミネラルを除く）	≥80%
ビタミン A とビタミン D（添加したものを含む）	80%–180%
添加したビタミンやミネラル（ビタミン A とビタミン D を除く）	≥表示値

入という扱いになります。法律で決まりができればそれを守っているかどうか検査で確かめるのは当然かもしれませんが、表5－1にまとめた報道発表事例を見てください。

これらは多くが店舗で販売されている商品を検査したものなので、検査結果が規則違反であるため問題のロットの製品の販売を中止することを要求しています。

香港では包装済み食品の栄養成分表示は義務で、表示されている値と測定値の違いについては一定の範囲で許容されていますが、それは表5－2のようなものです。

なお日本の栄養成分表示の許容差の範囲は、消費者庁のホームページから確認できますが[18]、一部抜粋すると以下のようになっています。

◆**タンパク質、脂質**

プラスマイナス二〇％（ただし、当該食品一〇〇グラム当たり〔清涼飲料水等にあっては、一〇〇ミリリットル当たり〕の量が二・五グラム未満の場合はプラスマイナ

ス〇・五グラム）

◆ナトリウム

プラスマイナス二〇％（ただし、当該食品一〇〇グラム当たり〔清涼飲料水等にあっては、一〇〇ミリリットル当たり〕のナトリウムの量が二五ミリグラム未満の場合はプラスマイナス五ミリグラム

◆ビタミンやミネラル

プラス五〇％、マイナス二〇％、あるいはプラス八〇％、マイナス二〇％

規則としては、香港はほかの国ともそれほど大きな違いはありません。しかし多くの国では香港のような検査と販売停止を命令することはしていません。理由の一つは、食品はもともと自然環境などにより成分が一定ではなく、きっちり揃えることが困難な場合が多いことがあります。原料の生産地や季節が変わるたびに分析して表示を変えるのは現実的ではありません。そしてそこまで厳密にしたところで、消費者の健康にほとんど影響がないものが多いからです。

香港の事例のうち⑧と⑨は確かに表示の不備と言っていいと思いますし、表示を信じて買った人の健康に影響を与える可能性があります。⑧はココナッツオイルの主成分が飽和脂肪であることを隠していると言えます。⑨は塩の制限が必要な人にとっては一〇〇グラム当たり六〇七ミリグラムと一八〇〇ミリグラムでは大きな違いです。日本高血圧学会のナトリウムの推奨摂

取量は一日二四〇〇ミリグラム、米国の食事ガイドラインでは二三〇〇ミリグラムです。卵が一つ五〇グラムだとして、三〇〇ミリグラムのナトリウムだと思っていたものが、じつは九〇〇ミリグラムだったというのでは上手な管理ができません。

しかし①から⑦についてはどうでしょうか。チョコレートのナトリウムが一〇〇グラム当たり三ミリグラムと表示されていたのに検出されたのは一一ミリグラムだったら、一〇〇グラム食べると八ミリグラム余分に摂ることになります。この数値の一日のナトリウムの摂取量に占める割合はわずかで、ほとんど影響はありません。チョコレートはナトリウムのおもな摂取源ではなく、カロリーや脂肪などの摂取源です。もとの値の何％までは許容するという規則だと、数値が小さくなればなるほど厳密でなければならなくなるのですが、数値が小さければ小さいほど食事全体に占める割合は小さくなるので、健康への影響も小さくなります。

こういう、何らかの目安を決めなければならないけれど、簡単で理に適った決め方がなかなかない基準というものもあります。もちろん細かい例外まで考慮して事細かな規則をつくることも可能ですが、そうすると非常に複雑な規則になってしまい、守ってもらうための説明が困難になります。そこで通常は規則の運用のほうで調整する方法が採用されるのです。栄養成分表示は国民の健康的な食品選択のためのものですから、健康に影響があるような事例や明確な間違い、意図的改ざんなどに集中して検査や摘発を行うのが望ましいと思います。香港の検査はそうではなく、違反の出やすいものを狙って検査しているように見えます。これは違反の摘発を仕事にしているとどういうものが違反になりやすいのかがわかるので、仕事熱心であると言うこともできます。でも違反の摘発が目的になってしまっていて、消費者の健康のためという本来の目的を忘れているように見えます。販売中止を命令された商品は通常廃棄されます。香港はお金持ちなので気にならないのかもしれませんが、食べても何の問題もない食品を捨てることはとても心苦しいものです。

またほんの少しの、ある程度は仕方のない数値のぶれでも許されないという状況では、自主的表示を推奨しているようなものでは、何も表示しないことが最適解になってしまいます。日本でも栄養成分表示は義務あるいは推奨されていますが、なかなか進まないのは完璧でなければ許されないかもしれないと、事業者がおそれていることも理由にあるかもしれません。外食のメニューや弁当のようなものだと理論的計算値と実際の測定値は、多分相当ずれが生じるはずです。同じメニューでも、魚の切り身の大きさが少し違ったり肉の脂の含量が違うと、カロリーなどは変わります。規則だから守るべき、は正論ですが、あまりにも杓子定規に規則を当てはめようとするのも、自然や生き物に由来する食品に対しては適切ではない場合もあります。

乳児用ミルクの栄養基準

香港の検査については、日本も関係するもう一つの話題があります。乳児用のミルクです。乳児用のミルクは食品のなかでも特殊なもので、離乳するまでの間の赤ちゃんに必要な栄養を、それだけで満たす必要があります。そのため含まれているべき栄養に基準があります。日本では特別用途食品の一種（乳児用調製粉乳）としてその表示について国の許可を受ける必要があります[19]。

国際的にはコーデックスが乳児用ミルクの基準を設定しています。このコーデックスの国際基準と日本の基準で少し違うところがあります。コーデックスでは、ミルク一〇〇キロカロリーあたり一〇〜六〇マイクログラムのヨウ素を含むことを推奨していますが、日本ではヨウ素の基準は設定していません。これは日本人は海産物、とくに昆布をよく食べるので、どちらかというとヨウ素過剰摂取の国で、日本の赤ちゃんがヨウ素欠乏になる可能性はほとんどないからです。しかし海外ではヨウ素欠乏の国のほうが多く、食塩にヨウ素添加を義務づけるなどのヨウ素不足対策を行っているところもあります。海外旅行の際に機内食についている塩に「iodized salt」と書いてあるのを見たことがある人もいるでしょう。食塩へのヨウ素添加は世界保健機関（WHO）が推奨しているものです。

乳児用ミルクのヨウ素の基準は、米国では五〜七五マイクログラム／一〇〇キロカロリー、欧州ガイドラインでは一〇〜五〇マイクログラム／一〇〇キロカロリー、オーストラリアでは〜五〜四二マイクログラム／一〇〇キロカロリーと、少々違いはありますが、大体コーデックスと同程度になっています。

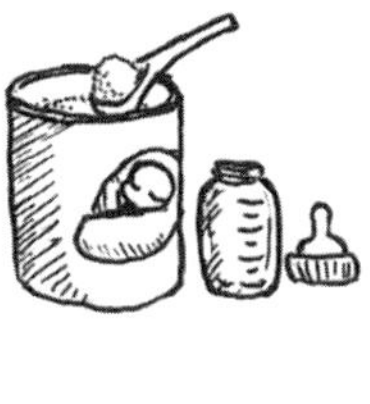

厳格な基準で不足した乳児用ミルク

このわずかな違いが問題になったのが二〇一二年の香港です。当時の香港は、二〇〇八年の中国でのメラミン混入ミルク事件の影響で、中国産ミルクに対しては不信が大きく、乳児用のミルクは中国以外の国からの輸入が主でした。地理的に近い日本産の粉ミルクも人気が高く、各社の製品が香港で販売されていました。そんな中、香港の食品安全センターがミルクの栄養含量を調べたところ、コーデックス基準を満たしていない製品が発見され、そのうち二製品が日本産の粉ミルクで、長期間このミルクのみを飲んだ場合、健康上の懸念となる可能性があると判断されて輸入業者に自主回収が求められました。

このとき問題があると判断されたミルクのヨウ素含量は一・二マイクログラム／一〇〇キロカロリーと二・四マイクログラム／一〇〇キロカロリーでした。これらは日本国内で普通に販売されているもので、特別に輸出用につくっているわけではありません。香港はこの調査結果を受けて赤ちゃんの健康状態を心配するお母さんたちに向けた相談の受付や血液検査などを提供し、より多くのミルクを測定することにしました。その後の追加調査で、さらに別の日本のメーカーの乳児用ミルクのヨウ素含量が足りないことがわかっています。香港ではしばらくミルクの検査が続けられました。問題が発覚したあとに香港は、コーデックス基準を自国の基準として公式に採用しています。そして日本の乳児用ミルクを香港で売ることができなくなりました。なお健康を心配して検査を受けた赤ちゃんの多くには、甲状腺ホルモンの値に異常はなかったようです。

香港政府は国民の健康を守るために基準を満たさない製品を市場から追放したわけです。しかしめでたしめでたし、とはいきませんでした。香港は乳児用ミルクの供給不足に陥ったのです。香港では中国産はもともと人気がなく避けられている、その他の国のミルクも厳密にコーデックス基準を満たしたものでなければ認めないという運用で厳しく検査を行ったため、輸入できる商品が減少したのです。どこの国のメーカーも、基本的には自国の基準を満たす商品をつくっているため、すべての栄養素について厳密にコーデックス基準を満たすとは限りません。香港は小さな地域ですから、わざわざ香港向けに製品をつくる理由もありません。そして一度商品が不足しているという情報が流れると、買い占めや買いだめが起こり、さらに不足が深刻化します。二〇一三年一月にはとうとう、消費者が一度に購入できるミルクは四缶までと制限される事態になりました。ミルクで育っている赤ちゃんにとっては、ミルクだけが栄養源です。ミルクが手に入らないという状況は親にとってはどれだけ不安なことだったでしょう。こういう状況につけ込んで、高値で売る業者や海外から持ち込んで正規のルートではないルートで売るといった人たちも現れます。

二〇一三年二月一日には食品安全当局と小児科の病院、小児科学会、医師会などが共同で事態収拾のための声明を発表しました。それは「赤ちゃんにとっては母乳がベストであり、希望のブランドのミルクが入手できない場合には、ほかのブランドのミルクも検討するように。生後六カ月以降はフォローアップミルクも使えるし、一歳以上なら牛乳を含むいろいろな食品が食べられる」というものでした。このメッセージでは、安心するというよりやはりミルクは十分量供給されていないのだな、と感じるのではないでしょうか。しかも同じ時期に、食品安全センターはミルクの検査を継続していて、台湾産フォローアップミルクがコーデックスの栄養基準を満たしていないとして販売中止にしているのです。

このニュースには少し説明が必要でしょう。フォローアップミルクは離乳が進んでいる六カ月以降の赤ちゃん用に販売されているもので、コーデックスでは目安となる栄養素の基準を設定してはいますが、乳児用ミルクとは違って食品からも栄養を摂っているので、それほど厳密にこうでなければならないというものではありません。日本ではフォローアップミルクについてはとくに基準はなく、メーカー各社がこの時期の子どもに必要な栄養素を含むことを宣伝文句にして売っているという状況です。もちろん離乳すれば牛乳も飲めます。したがってフォローアップミルクがコーデックス基準を満たさないとしても、それほど問題があるとは思えません。しかし香港の食品安全センターは、ミルクが不足している状況下で、一部の子どもにとっては選択肢になるかもしれないものを、規則を厳密に当てはめることで入手不可能にしたのです。香港のミルク供給不安は二〇一四年になっても続きました。その間、海外からの個人的持ち込みなども相当あっただろうと思われます。

杓子定規にある基準を守ることだけを追求した結果、一部の人を闇で流通するものなどの、よりハイリスクかもしれない商品に手を出さざるを得ない状況に追い込むことになった香港の対応は、果たして適切だったのでしょうか？　基準を守ることが十分な食糧を供給することより大事だとは普通は考えません。困るのが自分では声をあげられない赤ちゃんで、その代弁者は、母乳を与えることが「正しい」のにそれをしていない、あるいはできないお母さんたちです。母親たちに後ろめたい感じがあることが多少は影響していたのかもしれませんが、もっと上手なやり方があったのではないかと思います。

こうした事例を知ったうえで改めて、「基準値を厳しく設定して検査数を増やす」ことがどれだけ食品の安全性の向上に貢献するのかを、考えて欲しいと思います。一般の人に何の前提知識も与えずに質問をすると、検査は多いほどよい、基準は厳しいほどよい、という意見は一定数集まります。国や地方自治体の担当者としても、検査をこれだけしましたというのは、とてもわかりやすく仕事をしていることをアピールする方法になっています。しかしその結果としてどのくらい安全になっているのか、費用対効果はどうかとなると、必ずしも説明できない場合があると思います。とくに日本では輸入食品についての検査は話題にのぼりやすいですが、日本の食品が輸出先の国で基準の違いにより基準違反となって返却されていることについては、ほとんど気にしていないように見えます。繰り返しになりますが、基準を設定してそれを守ることは食品の安全性を確保するための一手段にすぎません。目的は基準値違反を摘発することではなく、私たちが食べているなんらかの物質の量が、安全とみなされる範囲にとどまることを確実にすることです。手段と目的を取り違えないことが重要です。

第6章

食品表示と食品偽装

†食品の表示を読むときに、表示されていないものがあることは覚えておこう

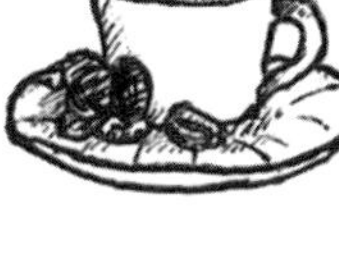

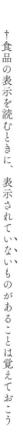

食品の安全性確保のためには、消費者が適切な情報を与えられていることが重要です。そして当該食品についての情報を消費者に届けるために、食品表示は大きな役割を果たします。同時に何を表示するのか、何を表示しないのかは社会状況によっても変わります。現在の食品表示は何を目的にしていて私たちはどう利用するべきなのでしょうか。

一　日本では表示義務のないカフェイン

カフェインは古くから知られた生理活性のあるアルカロイドで、多くの食品に含まれ世界中で利用されてきました。眠気覚ましと利尿作用については、たくさんの人が身をもって実感し

表 6-1　健康に悪影響のないカフェインの摂取目安量

健康な成人	400 mg/日	カナダ保健省、FDA、韓国、EFSA（ただし一度に 200 mg まで）
妊婦	300 mg/日 200 mg/日	オーストリア保健食品安全局、カナダ保健省、FDA、韓国 英国食品基準庁、EFSA
子ども	2.5 mg/kg 体重/日 3 mg/kg/体重/日	カナダ保健省、韓国 EFSA（成人ととくに変わらない）

ているだろうと思います。そのカフェインについて、日本でも世界でもいろいろな話題がありましたのでそれらを紹介し、整理してみようと思います。

各国のカフェイン摂取基準

カフェインには中枢神経興奮作用があり、その作用を利用して朝のコーヒーで目を覚ましたりするわけですが、使い方を間違えると有害影響が生じます。有害影響としては不眠、いらいら、不安、心拍数の増加、胃のむかつき、吐き気、頭痛、情緒不安などがあると報告されています。そのような有害影響が起こる量には個人差が大きいことがわかっていますが、一応の目安として各国で提示されている安全な摂取量が、表6－1に示したものです。

健康な成人に関しては、四〇〇ミリグラム／日までは大丈夫だろうとされています。これはコーヒーなら四～五杯分に相当しますが、もちろんコーヒーの種類や淹れ方によって変わります。カフェインが含まれている食品はほかにもあるので、すべての摂取源からの摂取量の合計を考える必要があります。日本の食品標準成分表ではコーヒーのカフェイン量は一〇〇ミリリットル当たり六〇ミリグラム程度、紅茶は三〇ミリグラム程度、煎茶は二〇ミリグラム程度となっています。コーラやエナジードリンクなどカフェインを添加している市販の商品は、それぞれいろいろな量で含まれています。風邪薬やチョコレート、ガムなどにもカフェインが含まれるものがあります。健康な人が日常的にお茶やコーヒーなどを飲んでいてとくに何の問題もないのであれば、カフェインの摂取量を心配する必要はないでしょう。コーヒーを飲むと眠れない、動悸《どうき》がするなどの症状があるのなら、カフェインを疑ってもいいかもしれません。

カフェインの摂りすぎにとくに注意が必要なのは、妊婦さんと子どもです。妊婦さんには成人より少し少ない値が摂取目安量として設定されています。とくに英国の目安量は健康な成人の半分になっています。これは二〇〇八年に英国の食品基準庁（FSA）が委託した研究で、妊娠中のカフェインの摂取量が一日二〇〇ミリグラムを超えると、生まれてくる赤ちゃんの体重がほんの少し（六〇〜七〇グラム）少なくなる可能性が、カフェイン摂取量の少ない群より六％ほど高くなるという結果が出たことによるものです(1)。

この「悪影響」は、妊娠中のビタミンAの過剰摂取による赤ちゃんの先天障害のようなものに比べれば、それほど重大なものではないと考えることもできますが、英国は念のため注意したほうがいいと考えて妊婦向けの推奨摂取量を減らすことにしたわけです。ほかの国では、英国の研究結果をもとにして摂取の目安量を引き下げるということまではしていません。この摂取目安量は、たまにそれ以上摂る日があったとしても、とくに自覚症状もないならいつまでも気にする必要はないものです。しかし、毎日続けて目安量を超えるのは控えたほうがいいかもしれません。子どもについては、脳の発達が盛んな時期に中枢神経系に影響するようなものを恒常的に摂取するのはあまり勧められません。そのため、成人よりやや少ない摂取量を目安にしている国もあります。ただ子どもの脳機能の発達に、カフェインが有害影響を与えるという明確な根拠があるわけではありません。子どもは体重がどんどん変わるので、体重一キログラム当たり二・五～三ミリグラムと表現されています。体重二〇キログラムなら五〇～六〇ミリグラムです。

国によってカフェイン摂取量の目安の数値が多少違うとはいえ、日常的に普通の生活で摂取する場合を考えると、妊婦さんと子どもは少し注意しましょうということで、実質的には大きな差はないと言えます。

国によって大きく異なるカフェインの表示

国により対応が異なるのは、製品のカフェイン含量の表示や規制です。

もともとカフェインを含む飲料として有名なのがコーラで、コーラ類への規制という文脈でカフェイン含量を表示するよう要求している国があります。それに加えて近年、エナジードリンクというカフェインを多く含むことを売りにする飲料が市場に出てきたことで、規制が追加

された国もあります。簡単に紹介すると

◆オーストラリア

カフェインを添加したコーラ類にはカフェイン含有の表示が必要で、一四五ミリグラム／キログラムが上限です。

◆カナダ

コーラ飲料のカフェインについては二〇〇ppm（ミリグラム／キログラム）、コーラ以外の非アルコール飲料については一五〇ppmの上限が設定されています。ただしエナジードリンクについては別途規制があり、すべての原材料に由来する総カフェイン量で二〇〇〜四〇〇ppm（ミリグラム／リットル）かつ一回分のカフェイン量が一八〇ミリグラムを超えないこと、カフェイン量とカフェイン含量が多いこととの表示が必要です。子ども・妊婦・授乳婦・感受性が高い人には勧められないこと、アルコールと混合しないことも注記しなければなりません。

◆欧州

カフェイン量が一五〇ミリグラム／リットルを超える飲料には「多量のカフェインを含んでいます。子ども、妊娠中または授乳中の女性にはお勧めできません」という表示が必要で、カフェイン量もミリグラム／一〇〇ミリリットル単位で表示します。ただしコーヒーやお茶は適用外です。

◆韓国

カフェインを多く含む飲料（ミリリットル当たり〇・一五ミリグラム以上のカフェインを含む）には、カフェインを多く含むこととカフェインの含量、そして子ども、妊婦、カフェイン感受性の高い人は注意するようにという文言の表示が必要です。コーヒーや緑茶などもカフェイン含量の表示が求められています。

日本ではとくにカフェインの表示義務はありません。ただ、お茶などに「カテキン〇〇ミリグラム」といったような数字を宣伝のために表示している製品を見ると、そういうあまり意味のない数字を表示するスペースと手間があるのなら、カフェインを表示したほうがはるかに役に立つのに、とは思います。普通の生活では安全性の問題がそれほど大きくはなくても、カフェインには明確な薬理作用があるので、眠気を覚ましたいときにはある程度の量が含まれているものを、寝る前やほかのものからカフェインを摂りすぎたと思うようなときには、カフェインの少ないものを選ぶ参考になるはずです。

カフェインを高濃度に含む製品とカフェインレスを謳う製品

表示に関する決まりとは関係なく、世界中でカフェイン含量について宣伝して販売されている製品には、カフェインを多く含むことを売りにするものと、カフェインが少ないあるいはカフェインレスを謳うものとの両方があるようです。カフェイン含量の多さを誇るものには、コーヒー、エナジードリンクのような飲料、米国ではダイエタリーサプリメントに分類されるエナジーショットと呼ばれる少量で医薬品のような見た目のもの、それからガムやキャンディのようなお菓子まであります。こういう製品は摂りすぎになるリスクがあるので注意が必要です。日本で販売されているものにはそれほど高濃度のカフェインを含むものがなくても、海外で買ったお菓子を子どもに何気なくあげたら興奮して睡眠リズムが狂ってひどい目にあった、などということもあるかもしれません。

一方で、一部の信仰やカフェインに感受性が高いことなどから、カフェインを含まないあるいは少ないコーヒーやお茶も、米国を中心に販売されていました。近年は日本でもコーヒー専門店で、カフェインレスコーヒーを提供するところを目にするようになりました。妊婦さんなどの選択肢が増えたこと自体は歓迎すべきかと思います。

ところで、カフェインの摂りすぎに注意している妊婦さんにぜひ知っておいて欲しいことがあります。それはカフェインフリーだから妊婦や子どもによい、と宣伝している各種ハーブティーの中には、ピロリジジンアルカロイドという比較的強い発がん性のあるアルカロイドが、健康上心配する必要のある量含まれているものがあるかもしれない、ということです。近年ドイツ当局などが市販のハーブティーのピロリジジンアルカロイドを調査しているのですが、結構な量が検出されています。ハーブとひと言で言っても種類が多く、商品によってはブレンドされていたりするので断定はできないのですが、たまに飲む程度ならそれほど問題はないものの、毎日たくさん飲むようなことは避けたほうが賢明です。カフェインだけが気にすべきアルカロイドではありません。天然のものには未知の部分が多く、今後も思いがけないものを含むことが明らかにされるかもしれません。

カフェイン粉末による死亡事例

ほぼ純粋なカフェインの粉末は食品添加物や医薬品原料として事業者間で取引されていますが、ネットで個人が購入できるものがあり、それを使用して死亡するという事故が米国で報告されています[2]。

健康に関心の高い高校生と二四歳の男性が、カフェインは「エネルギーブースター」と考えて、安価で販売されていた粉末カフェインを購入していました。純カフェインならエナジードリンクと違って砂糖や塩のような余計なものを摂らずに済むのでより健康的だと考えた、というのです。そして正しい摂取量を計算するための換算表もダウンロードして使っていました。しかしその正しい摂取量はミリグラム単位なのに、ダイエタリーサプリメントとして販売されていたその製品の説明書には「二〇〇ミリグラムはティースプーン約一六分の一杯」といった記述があったということです。ティースプーンは五ミリリットルのスプーンのことを指すようですが（料理のレシピなら小さじ）その一六分の一など、どうやって正確に計れるでしょうか？　ティースプーンを何かの量を測定するのに使う場合、せいぜい二分の一が限度でしょう。そして誤差は相当大きいと考えるべきです。カフェインで有害影響が出る摂取量は、米国食品医薬品局（FDA）が約一二〇〇ミリグラムと推定しています。人体への作用が明確に出る量と有害影響が出る量との間にあまり大きな差がないものを、精密な測定機器を使わずに計るのはとても危険です。ほんの少しのぶれが命に関わります。この二人の死亡例を受けてFDAは、純カフェインあるいは高度濃縮カフェインを含む製品の販売に対して各種対策をとっています。[3]

日本でもカフェインの過剰摂取が関係する可能性のある死亡例が報告されていますが、これは食品由来というより、医薬品のカフェイン錠剤を過剰に摂取したことのほうが大きな要因だと考えられます。飲料や食品として販売されているものから摂取できる量に比べて、医薬品は桁違いに大量を摂取できます。もともとが天然の食品に含まれる成分であっても、濃縮されたものや精製された純品では大量摂取による健康被害は起こることを示した事例とも言えます。

エナジードリンクの問題

最後に、近年各国で「エナジードリンク」と呼ばれる新しい分野の飲料の規制についての議論が盛んです。エナジードリンクは日本では清涼飲料水の一種ですが、カフェインやアミノ酸類、ビタミンなどが含まれ、元気が出る、目が覚めるなどのような宣伝がされています。一本飲んだだけでカフェイン含量が危険なほど高いというわけではないですが、たとえばコーヒーなどに比べると非常に飲みやすいので、量が多くなる可能性があるようです。そのため、問題になっているのは若年者へのマーケティングです。小中学生などはまだ発育段階で十分な睡眠が必要なのに、カフェインを摂らせて夜遅くまで勉強させることを勧めるかのような宣伝がなされている場合があります。そうした行為になんらかの歯止めが必要だという意見が出るのは当然でしょう。

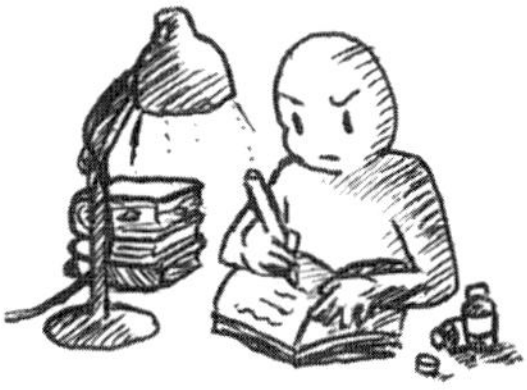

そして社会問題になって禁止などの対策が行われた地域もあるのが、エナジードリンクとアルコールの混合です。北米では、カフェインを含みアルコール度数が高く大容量のFour Lokoという飲料およびその類似製品に関連した大学生の急性アルコール中毒事例が多発し、カフェインを含むアルコール飲料が問題視されるようになりました。カフェインの覚醒作用でアルコールに酔っていることが誤魔化されて、飲酒量が増える可能性があるというのです。FDAは二〇一〇年にカフェイン入りアルコール飲料の取り締まりを行い、市場から撤退させました[(4)]。

韓国でも二〇一〇年以降、カフェイン入りのエナジードリンクとお酒を混ぜて飲むことが流行し（爆弾酒といういろいろなお酒を混ぜて飲む習慣がもともとあって、それにエナジードリンクが加わった）、注意喚起しています。この問題は本質的にはアルコールの問題で、カフェインはアルコールの摂取量を増やすことに寄与している可能性があるというわけです。

カフェインをめぐる話題を紹介しましたが、昔からなじみのある食品成分であっても、その使われ方が変わると新たな問題が起こることがよくわかる例だと思います。エナジードリンクの規制などは現在進行中で議論が行われているもので、今後も状況は変化するでしょう。食品をめぐる問題は、食品そのものが同じである場合でも、それを食べる人間のほうが変われば変わります。たとえば高齢者が多くなると持病のある人が増えるので、食中毒が重症になるかもしれませんし、発がん物質のリスクの計算に使う「生涯」の年数も変わってリスクが変わります。食習慣が変われば当然暴露量が変わるのでリスクも変わります。食品について「もう十分知っている」と言えるような日は永遠にこないでしょう。

二　食の「安心」を脅かす食品偽装

食品の安全性とは完全に一致する話題ではないものの、食品への不信や不安を大きくするのが食品偽装の問題です。ほかの章で示したように、かつては食品に安全ではないものが加えられて健康被害につながったことがあり、それが食の安全のための法律や制度を整備するきっかけになりました。時代は移って現在は、多くの先進国では食品の安全性は相当高くなっています。それにも関わらず、相変わらず食品偽装はいろいろな形で頻繁に起こっています。日本では二〇〇七年のミートホープ事件、欧州では二〇一三年の牛肉製品へのウマ肉混入騒動などが大きな問題として連日メディアを賑わせましたが、もっと小規模の事件は毎日のように世界中のどこかで報道されています。偽装の中身は、昔から変わらないような古典的なものもあれば、新しい時代ならではのものもあります。

欧州委員会は二〇一三年のウマ肉混入騒動をきっかけに、食品偽装について本格的に対応することにしました。その傾向と対策をまとめた報告書によると、食品偽装のリスクが高いトップ10は表6－2のようになっています[5]。

表6-2　食品偽装トップ10

1.	オリーブオイル
2.	魚
3.	オーガニック食品
4.	ミルク
5.	穀物
6.	ハチミツとメープルシロップ
7.	コーヒーとお茶
8.	スパイス（サフランやチリパウダー）
9.	ワイン
10.	ある種のフルーツジュース

これらのうちオリーブオイル、魚、ハチミツは昔から偽装されていて現在も続くものです。代表的な偽装といえるので少しくわしく見てみましょう。

オリーブオイルの偽装

オリーブオイルは単純には「オリーブの実からとった油」ですが、製造工程からいろいろな種類のものが異なる値段で販売されています。国際オリーブ評議会による取引基準[6]では、バージン・オリーブオイルはオリーブの実から物理的・機械的手段でのみ絞ったもので、そのうち遊離の酸が一〇〇グラム当たり〇・八グラム未満のものがエキストラバージン・オリーブオイルと呼ばれます。遊離の酸が二グラム未満ならバージン・オリーブオイル、三・三グラム未満ならオーディナリー（普通の）バージン・オリーブオイルで、それ以上の酸を含むものはそのまま食べるものではなく精製されます。精製されたものは精製オリーブオイルと呼ばれ、精製オリーブオイルとバージン・オリーブオイルの混合物はオリーブオイルです。さらにオリーブの絞り粕から溶媒抽出などで抽出した油はオリーブポマースオイルと呼ばれますが、これもまた精製されます。このように同じオリーブの実に含まれる油であっても、その製造工程により違う名前・違う値段をつけられることが、オリーブオイルが偽装される原因となります。

「イタリア産のエキストラバージンのもの」がブランド品として高値で販売されていますが、世界市場に出回っている量が生産量より多く、イタリア産でもなければエキストラバージンでもないものが、この名前で売られているという報告が多数あります。オリーブ由来の油ではあるもののより高い値段のグレードに偽装するだけではなく、ほかのより安価な植物油を一部混入するという手口もよく見られます。

学術論文の世界では、オリーブオイルは地中海食を象徴する健康的な油として取り上げられることが多いですが、その場合一価の不飽和脂肪酸（おもにオレイン酸）を含む油であるということが重要であって、産地や「バージン」とか「エキストラバージン」といった値段に関係する性質はあまり重要

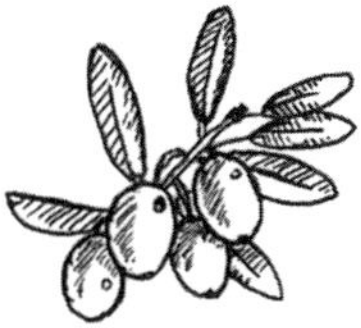

ではありません。ですから、もし「研究の結果、エキストラバージン・オリーブオイルが健康によいことが示された」といった記述があったとしたら、それはおそらく学術論文の正確な紹介ではないでしょう。もともとオリーブの実自体にオレイン酸の含量などで自然の変動があり（五〇〜八〇％程度）、圧搾方法や混合による細かい違いは健康影響という意味ではあまり重要ではありません。もちろん有害なものが混ぜられている場合にはこの限りではありませんが。

国際刑事警察機構と欧州警察組織は、二〇一一年から協力して偽の食品や飲料の取り締まりであるOpson作戦というものを行っています。その第五回となる二〇一六年に、イタリアでオリーブの実に硫酸銅で色をつけていたものが、八五トンという大量押収されています。前の年に収穫したものに色をつけて再利用したのだというのです。同時に偽物の「イタリア産エキストラバージン・オリーブオイル」が七〇〇〇トン押収されたと報道されています。イタリア以外の国からオリーブオイルを運び込んで、イタリアから出荷することでイタリア産と偽装するのは、もっとも単純な部類の偽装です[7]。

イタリアではここ数年、天候不順や伝染病の拡大によるオリーブの木の壊滅的な被害など、オリーブの生産にとって好ましくない状況が続いていますが、それにも関わらずイタリア産オリーブオイルの需要が高いので、偽装される可能性はしばらく高いままでしょう。

取り締まりが難しい魚（シーフード）の偽装

魚は種類の偽装が多く、安価な魚をより高価な魚だと称する場合がほとんどです。丸ごとの魚が別の名前で取引される場合もありますが、切り身や加工品になると同定が困難です。それに魚には、地域ごとに一般的に呼ばれる名称が異なるものもたくさんあるので、偽装なのか単なる間違いなのかを判断するのも難しく、取り締まることを困難にしています。魚についてはOceanaという海の環境保護を訴えるグループが定期的に調査や啓発キャンペーンを行っています(8)。

Oceanaは環境保護がおもなミッションなので、シーフードの偽装に関しても安い魚を高い魚に偽装することだけではなく、資源が枯渇しているものを豊富にあるものだと偽る、環境負荷の高いやり方で獲ったあるいは育てたものを環境に優しいと嘘をついて売る、といった行為も告発しています。そしてシーフードの偽装を止めさせるために、まずは名称の統一を呼びかけています。

世界でどのくらい魚の偽装が報告されているかについては、学術文献やニュースなどへのリンクをまとめたサイト(9)があります。

日本は世界でも魚を多く食べる国で、魚の偽装の事例もないわけではないのですが、英語の学術雑誌に論文が発表されたり、英語でニュースが配信されていないために、この地図では報告されていません。実際に二〇一三年に大手ホテル・百貨店レストランなどのメニューで、産地や食材の種類に関する虚偽表示が相次いで発覚しています。ほかにも、偽装はあっても報告されていない国は多いでしょう。報告されているだけでもこれだけある、と見るべきでしょう。
当然これがそのままでよいわけはないので、対策も進んでいます。魚の名称は学名を基本に統一していくようになりつつありますし、DNAを用いて切り身でも種の判別が可能です。シーフードのトレーサビリティも徐々に進んでいます。

少し脱線しますが、かつてはまがいもの扱いされたこともあるものの、今では世界中で流通している人気商品がカニ風味かまぼこ（カニカマ）です。カニカマそのものは、カニの身であると偽装していたわけではないですが、カニを使った商品に本物のカニの代わりに使われるのではないかという疑いがあったのでしょう、昔の文献にはこういう商品の存在を好ましくないと思っているような記述があったりします。しかし現在、カニカマはカニの代用品としてではなく、固有の商品として世界中で人気で、surimiとしてかまぼこの代表のような商品になっています。カニより食べやすく安定して入手でき、環境負荷も小さい非常に優秀な「模造」食品です。これはある意味で模造品が本物を超えた事例と言えると思います。

偽装ハチミツ

ハチミツはミツバチが集めた蜜で、ほとんどが糖分でそれに花粉などが混入しています。特定の花の蜜だけを集めたハチミツやいろいろな花の蜜のブレンドなどがありますが、物質としての厳格な基準はありません（つくれません）。偽装ハチミツは由来する花の名前を偽る場合もありますが、もっとも多いのはシロップや糖を加えて増量することです。そうやって水増しされたハチミツを見分けるのはかなり難しく、決定的な方法はありません。ハチミツの偽装については世界中でニュースになることが多いので、「本物と偽物を見分ける方法」のような情報がネットにあることがあります。しかしその多くは科学的根拠がないようです。たとえば「水テスト」といって、水を入れたコップにハチミツを垂らして溶けたら偽物、という主張があります。ほかにマッチにハチミツを塗って擦ったときに簡単に火がついたら純粋ハチミツ、親指に載せたときに広がったら偽物、結晶化すると本物など、いろいろなパターンがありますが、どれも信頼できる方法ではありません。もともと「本物のハチミツ」自体の性質が多様なのです。

ハチミツの中でもとくに高価で取引されているものに、ニュージーランドのマヌカハニーがあります。マヌカハニーはニュージーランドに自生するマヌカの木（*Leptospermum scoparium*）の蜜を集めたもので、先住民のマオリ族がこの木を薬用に使っていたという伝承があり、マヌカハニーには薬効、とくに抗菌作用があるとされています。マヌカハニーの抗菌作用の正体として、メチルグリオキサールという化合物が同定されていました。一方市場には、いろいろな数字や言葉が表示された製品が販売されていました。ユニークマヌカファクター（UMF）、

表 6-3　単花マヌカハニーのための要件

テスト 1：化学分析	
3-フェニル酢酸	400 mg/kg 以上
2-メトキシアセトフェノン	5 mg/kg 以上
2-メトキシ安息香酸	1 mg/kg 以上
4-ヒドロキシフェニル酢酸	1 mg/kg 以上
テスト 2：DNA 分析	
マヌカ花粉由来 DNA	約 3 fg/μL に相当する Cq36 未満

モランゴールドスタンダード（MGS）、メチルグリオキサール含量を示すMGO、さらにアクティブやストロングなどです。これらについては業界の合意がなく、それぞれが勝手な主張をしているため、市場は混乱しています。そこでニュージーランド一次産業省（MPI）がマヌカハニーの定義と表示基準の整備をすることになり、二〇一三年に定義についての案が発表され、その後二〇一七年一二月に本物かどうかを確認する科学的方法が最終化されました。比較的最近のことです。定義は「マヌカハニーはマヌカの木の蜜をミツバチが集めたもの」です。そして試験法がかなり複雑です。単花マヌカハニーであることを確認するためには、表6－3に示した五つの要件をすべて満たさなければなりません。

興味深いのは、この指標の中にマヌカハニーの有効成分とされるメチルグリオキサールは含まれないということです。マヌカハニーのメチルグリオキサールは、マヌカの木のジヒドロキシアセトンからつくられるものなのですが、マヌカの木に含まれるジヒドロキシアセトンの量は木ごとに相当異なるため、マヌカの木の蜜であってもメチルグリオキサールがほとんど含まれないものがあることがわかっているためです。マヌカハニーの定義を「マヌカの木の蜜をミツバチが集めたもの」と決めたので、メチルグリオキサールはマヌカハニーの識別には使えません。このマヌカハニーの真正性を決める試験を行うことができるのは、MPIが認めた試験機関だけです。定義が決まって試験方法が決まって試験機関も認定されて、ニュージーランド政府がお墨付きを与えた「本物の」マヌカハニーが流通するようになったのがごく最近、というわけです。

ただここで、消費者の立場からは少し疑問を感じるでしょう。もともと抗菌作用などを宣伝してほかのハチミツとは違う高値がついていたのに、「本物の」マヌカハニーは抗菌作用の正体とされる成分の量はばらばらである、ということになるからです。もちろんマヌカハニーは食品ですので抗菌作用を宣伝することは公式には禁止されていますし、科学的にもそのような根拠はありません。もともと偽物が多いので不信感を抱いていたため、政府が主導して本物を確認するという動きには賛成だったニュージーランドの消費者団体も、ことの成り行きには戸惑っているようです。マヌカハニーは甘味料のハチミツとしてはとくにおいしいわけではなく、むしろ食べにくいものであることもあって、高いお金を払う価値があるのかどうかが疑問だという声も出てきているようです。しかしこれは、マヌカハニーについての情報の多いニュージーランドだけの現象のようです。マヌカハニーはその治療効果や伝統という「物語」が高い付加価値でした。その付加価値の「正体」についての情報が米国やアジアなどの輸入国ではあまり伝えられていません。輸出国であるニュージーランドが積極的に神話の否定を広報するはずもなく、相変わらず抗菌成分が多いという宣伝をしています。

なぜ偽装はなくならないのか

これらの事例から食品の偽装は、商品としては同じようなものや区別がつきにくいものにプレミアム価格がつく場合に、起こりやすいことがわかると思います。EUの食品偽装トップ10に入っているほかのものでは、オーガニック食品やワインなどは典型的です。普通に育てた野菜や果物や、普通の食品に「オーガニック」と書きさえすれば高い値段で売れるのです。そしてオーガニックかどうかは、製品そのものだけで識別することはほぼ不可能です。しばしばオーガニック農作物は残留農薬が少ないと宣伝されていますが、普通の野菜でも残留農薬が検出されないもののほうが多いのですし、加工された製品ならなおさらわかりません。偽装するほうは単純にシールを貼ったり宣伝文句を書くだけなのに、偽装を暴くためには化学分析などの検査をするにせよ製品の由来を遡って追跡するにせよ、膨大な手間と費用をかける必要があります。そのため、偽装をする側の立場から見ると発覚するリスクが低く経済的メリットが大きいのです。このことが食品偽装がなかなかなくならない最大の原因です。日本で非常に多いのは産地偽装で、外国産を国産と偽ることがよくあります。

こうした現代の食品偽装の多くは食品の安全性には問題がない場合がほとんどです。（第1章で紹介したような）かつての時代の食品偽装は食品の安全性にも問題があるものが多かったのですが、そのようなものは明らかに品質に違いがあるので、今の時代の消費者なら比較的簡単に見分けることができると思います。もちろん途上国などでは今でもそのようなたちの悪い偽装は行われていますし、インターネットはそのような世界と私たちを直接つなげています。しかし先進国で正規の手続きを経て税関や検疫でチェックされて輸出入されているものについては、安全性は確保されていると思っていてよいでしょう。しかし安全性に問題がない場合でも、食品偽装は消費者の信頼を裏切り、供給されている食品への疑念を生じさせることで食品安全システムを脅かします。

日本ではよく「食の安全・安心」という言い回しが使われますが、食品偽装は「安心」を脅かすことによって安全に対しても波及して影響します。偽装している食品なのだから安全性にも問題があるような気がする、というのは消費者の心情としては理解できます。しかし偽装のニュースに接して必要以上に不安にならないように、知識で武装することを勧めたいと思います。

インドの食品偽装

現在の日本の食品偽装はブランドや産地など、見た目だけではなく食べてもわかりにくいようなものが多いですが、昔はもっとひどいものもありましたし、海外ではまだ信じがたいようなことが行われている場合もあります。多くの途上国では、情報があまり出てこないことと、情報があったとしても言語の壁があってなかなかわからないのですが、インドは英語での情報発信が比較的多いのでときどき面白い情報が得られます。そのひとつが二〇一七年に発表された「迅速検査での食品への異物混入検出ブック」[10]というものです。

これはインドでよく見られる食品への異物混入のうち、専門的な装置や知識がなくても市民が自らの手で、キッチンで検出できるものをまとめて紹介したものです。食品のカテゴリーとしてはミルクと乳製品、油脂、穀物および穀物製品、スパイスや調味料、その他の六つに分けてあります。そのうちミルクについての例（表6－4）とスパイスによくある異物の例（表6－5）を示します。

検査法は確かに簡単で、小学校の夏休みの自由研究で報告できたら面白いだろうというようなものですが、現在の日本で、このような検査法でわかるような異物混入された製品を見つけるほうが難しいと思います。確かに学校給食の牛乳で風味がいつもと違う、というような騒動がときどき報道されることはありますが、明らかに薄くなるほど水で薄めたりデンプンを入れて誤魔化したりしたら、味に敏感でない人でもわかるだろうと思います。そのような製品が現在の日本の市場で生き残れるとは思えません。でもインドではそれなりに見つかるというのです。

実際、インドの食品安全担当機関であるインド食品安全基準局[11]（FSSAI）が二〇一八年一一月に発表した、全国ミルク安全性品質調査中間報告書によれば、全国の二九州と七地域か

表 6－4　ミルク（乳製品）中の異物検出法

● ミルク中の水の検出

磨いた板などを傾け、表面にミルクを 1 滴垂らす

結果：

- 純粋なミルクは留まる、あるいは白い跡を残しながらゆっくり落ちる
- 水で薄めたミルクは痕跡を残さず速やかに流れる

● ミルク中界面活性剤の検出

5～10 mL のサンプルに同量の水を加え激しく振る

結果：

- 界面活性剤が入っていると厚い泡の層ができる
- 純粋なミルクは非常に薄い泡の層ができる

● ミルクと乳製品中のデンプンの検出

1. 2～3 mL の検体に 5 mL の水を加えて加熱する
2. 冷やしてヨードチンキを 2～3 滴加える

結果：

色が青く変化したらデンプンが入っている

（ミルクの場合は水を加えて加熱する必要はない）

表 6－5　スパイスによくある異物混入

スパイス	混入異物
黒胡椒粉末	パパイヤ種子、デンプン、おがくず
ターメリック粉末	クロム酢酸、メタニルイエロー、チョーク粉末や黄色い石けん石粉末、デンプン、ほかの植物の根茎
チリパウダー	煉瓦の粉、塩粉末、タルク粉末、合成色素、砂、土、ごみ、おがくず、乾燥したトマトの皮
アサフェティダ	石けん石やほかの土っぽいもの、デンプン、ほかの樹脂
コリアンダー粉末	動物の糞の粉末、種子を取り除いたコリアンダー
オレガノ	類似のハーブや植物の葉
カレー粉	デンプンやおがくず
シナモン	カシア
クミン	チャコールで染色した草の種、未熟なフェンネル
サフラン	トウモロコシの髭を乾燥して染色したもの、白檀ダスト、タートラジン、ココナツの糸
カルダモン	脱脂カルダモン、マラカイトグリーンのような合成色素

表 6-6　インドにおけるミルクの品質基準

- 品質の指標
  脂肪、SNF（無脂乳固形分、牛乳から水分と乳脂肪分を除いた成分）、タンパク質、加えた水
- 混入されている可能性のある異物
  植物油/脂肪、界面活性剤/苛性ソーダ、過酸化水素、糖、ブドウ糖、尿素、デンプン、マルトデキストリン、ホウ酸、硝酸、セルロース、中和剤
- 抗生物質 93
- 農薬 18
- アフラトキシン M1（MRL は 0.5 μg/kg）
- 硫酸アンモニウム

ら集めた六四三二の検体について、表6－6に示した項目について調査したところ、すべての基準を満たしていたものは五一・一％で、何らかの基準を満たしていなかったものは四八・九％だったと報告されています。違反のあった四八・九％の内訳として、安全上の問題があるものが九・九％、安全性の問題ではなく品質の問題があるものが三九・〇％だったとのことです。安全上の問題としてもっとも多かったのは、アフラトキシンM1の基準値超過です。ほかには抗生物質（オキシテトラサイクリンがメイン）、その他異物（硫酸アンモニウムが多い）が検出されています。品質上の問題では脂肪とSNFが基準を満たさないものが多く、糖とマルトデキストリンが添加されていたのは全体の三・四％にあたる二三四検体だったそうです。

先進国の食品の検査結果を見慣れている目にはこの結果もそれなりに驚きだったのですが、それよりも驚いたのはこの報告書を発表したFSSAIが、インドのミルクのうち安全性に問題のあるものは一〇％に満たないのでインドのミルクは安全だと宣言したことです。この発表はインドのメディアがFSSA

Iのミルクの調査結果を、「インドのミルクの半分は安全でない」と報道したことを受けてのものでした。半分というのは品質基準を満たさないもののことであって、安全基準を満たさないのはもっと少ないという文脈でのものではありますが、もしも日本で「販売されている乳製品の一〇%は安全でない」などと公式に発表されたら、大騒ぎになるだろうと思います。

安全基準を満たさないと判断されたものの多くはアフラトキシンM1で、これは強力な発がん性のあるカビ毒であるアフラトキシンB1の代謝物です。つまり乳牛がカビ毒を含む飼料、つまりカビの生えた餌を与えられているということです。次に多い基準違反は動物用医薬品で、これは牛が病気になったときに治療目的で使ったものでしょう。通常病気になったり治療中の牛のミルクは出荷できませんし、治療が終わってもしばらくの間は医薬品が乳中に排出されるので出荷することはできません。しかし牛はミルクを出し続けるので、廃棄することになります。環境に悪影響を与えることなくきちんと廃棄するには費用もかかりますので、経済的利益のためにこれを廃棄せずに売ってしまおうと考える人がいるだろうことは想像に難くありません。インドにはまだまだ飢餓に苦しむ人たちも多いのです。

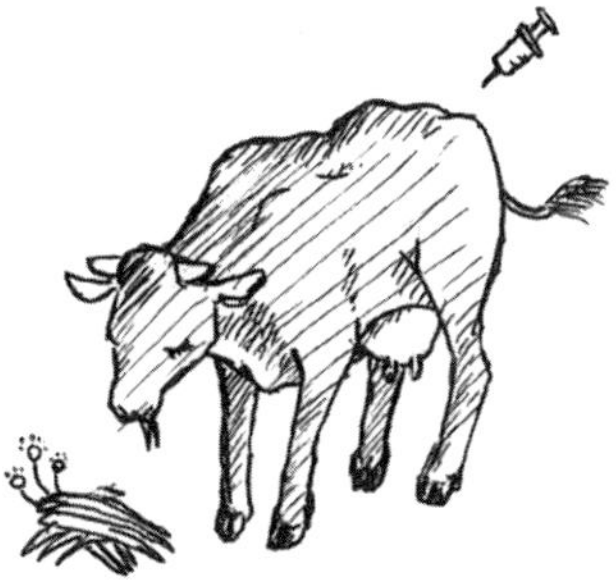

カビ毒代謝物も残留動物用医薬品も、少しくらい食べてすぐに害が出るようなものではありません。先進国の常識としては、そ

ういう汚染のある食品は捨てるしかないわけですが、食べるものがない人にとっては貴重な食品になるでしょう。自分たちが普通に食べているものを売ることに抵抗が少ないのは、むしろ当然ではないでしょうか。食品が生産されてから消費者が食べるまでの一連の取引のつながりを、フードチェーンといいます。この長い鎖の隅々にわたって安全性が確保されるためには、世界からできるだけ貧困や飢餓が減ることが必要なのは、そういう理由です。品質や安全性に問題のある食品を食べざるを得ない人たちを多数放置しながら、一部の金持ち先進国の人たちだけが高度な安全性を要求できるはずはありません。

ところでインドのミルクの食品基準にはもう一つ興味深いところがあります。インドは二〇〇八年に中国でメラミン混入ミルク事件が起こってからずっと、中国からのミルクや乳製品の輸入を禁止しているのです。最初は暫定的に一定期間の輸入禁止だったのですが、期限がくるたびに延期されてきました。そして二〇一九年四月に、輸入される港でのすべての検査室でメラミンの最新検査ができるよう更新されるまで、輸入禁止を延長すると発表されました。事実上の無期限延期です。

中国はメラミン混入事件後対策を強化し、実際に製品中のメラミンも検出されなくなっており、多くの国で中国産乳製品の輸入は再開しています。メラミンは大量に摂取した場合には結石をつくることで健康被害につながりましたが、毒性はそれほど高くなく、容器や包装からの微量の溶出による混入は一定の基準を定めて認められています。したがって二〇一八年の時点で、インド産のミルクは安全だという一方で、中国産のミルクは安全ではないというFSSAIの主張は傍から見ると奇妙です。カビ毒や抗生物質汚染よりはメラミンのほうが健康リスクは小さく、メラミン混入は経済的利益を得るためにある程度専門知識のある人が関与して意図的に行われたもので、対策としてはカビ毒のような天然物を相手にするよりも容易です。しかし自国の食品のことは棚上げして輸入食品には厳しく対応する、というのは実際にはよくあることです。国内流通品は外国に売っているわけではないので国際基準に適合する必要はありません。そしてごくわずかのリスクに対しても、輸入禁止といった「厳しい対応」をすることで、国内の消費者向けには安全性について深刻に考えて国民を保護するための仕事をしている、というアピールができるわけです。それに呼応するように国内メディアが中国産食品についてあることないこと危険性を書き立てれば、報道機関としてもニュースが売れるし消費者を守るという社会正義の仕事をしている感じが出せます。まるで日本のことのようです。そうです、日本だけではなく、先進国といわれる多くの国でも、食の安全性をめぐってはこのようなことがしばしば起こっているのです。

食品問題は本当に一筋縄ではいかないもので、何かニュースを見たり聞いたりした場合には反射的に反応するのではなく、一呼吸置いたほうがいいと思います。

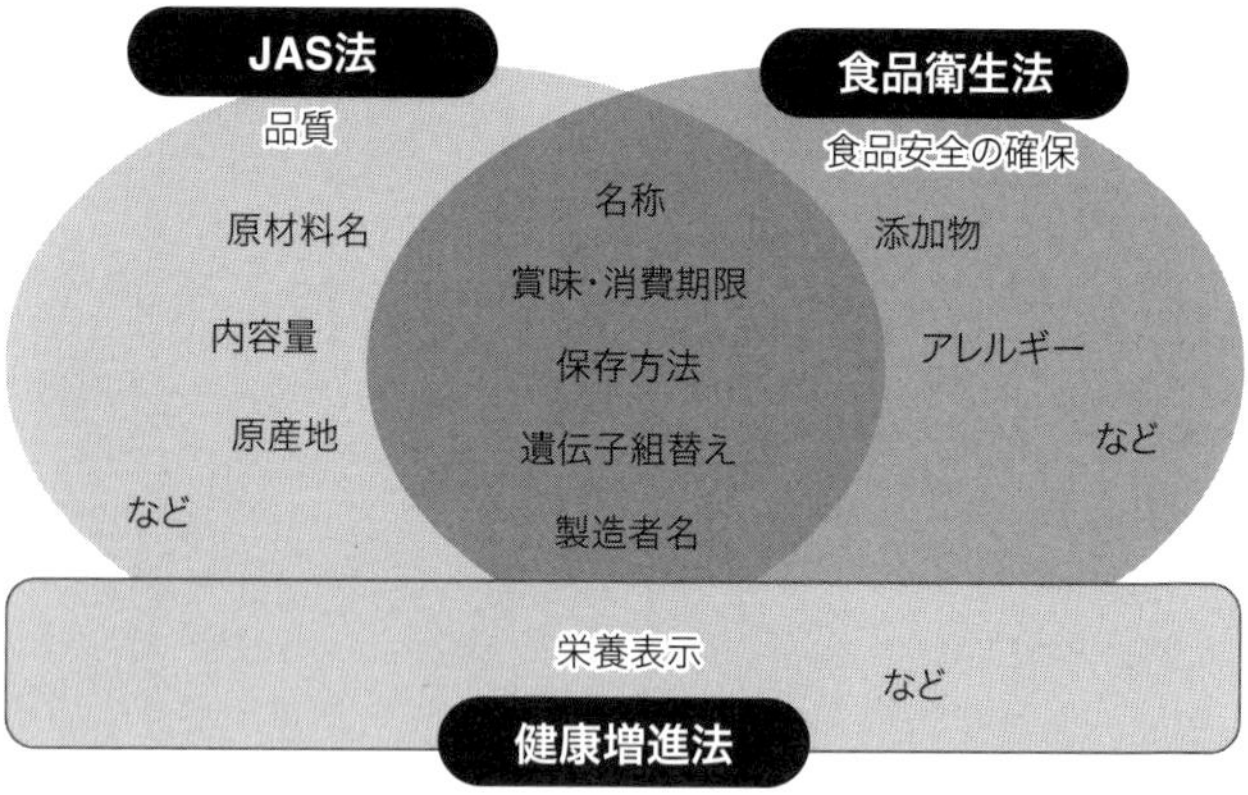

図 6-1　日本の食品表示法

日本の食品表示制度

当然のことながら、食品偽装の問題は食品の表示と深い関係があります。したがって食品偽装への心構えには食品の表示を理解する必要があります。ところがこの食品の表示制度が難解です。日本では平成二五（二〇一三）年に「食品衛生法」、「JAS法（旧、農林物資の規格化及び品質表示の適正化に関する法律）」、「健康増進法」の三つの法律の、食品の表示に係る規定を一元化した「食品表示法」が公布され、平成二七（二〇一五）年四月一日に施行されています。その概要を示した図が消費者庁から公表されていますが（図6－1）、この図は、元になった法律をもとに分類しているので少し誤解を招く部分があります。[12]

一方食品に表示されているいろいろな項目を、リスクの大きさに応じた合理的管理を目標にすっきり分類しているのが、オーストラリアがあるべき食品表示を検討する報告で出した図6－2です。[13]

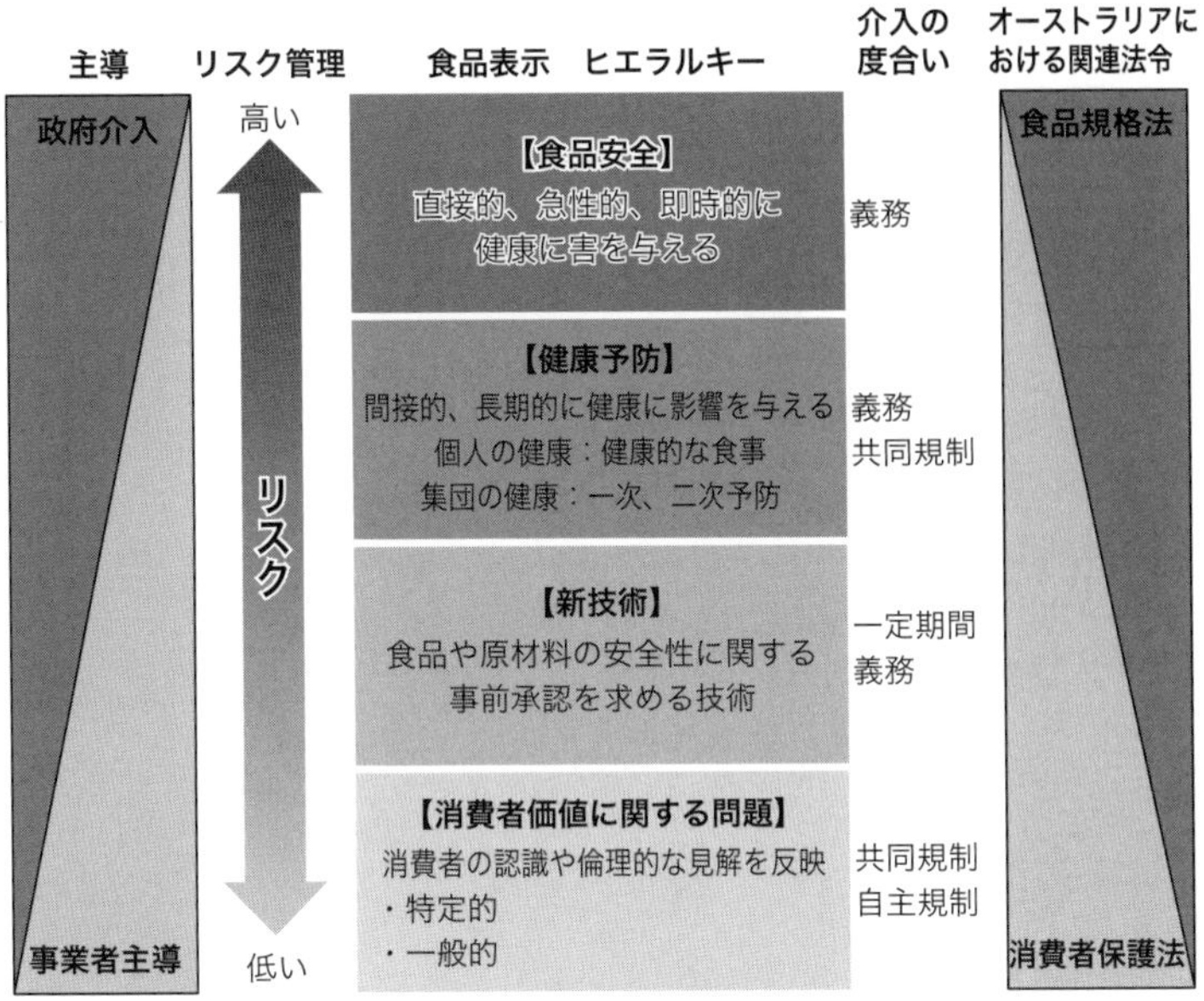

図 6-2　オーストラリアの食品表示の考え方

　食品の表示をより消費者にわかりやすく、役に立つものにしたいというのは、世界中の食品担当機関の願いであり、そのためにいろいろな方法が実施されてきました。当然時代とともに食品も変わり消費者のニーズも変わるので、かつてはベストだったものが今ではそうでもないということはあります。その時々の必要性から導入された制度が積み重なって複雑になってしまうこともあります。そこでオーストラリアでは表示制度を改革する前に、表示とは何か、何のために表示するのかを基本から考え、それをベースにして各種表示の制度をつくり直そうとしたのです。

　このヒエラルキーの図は表示の意

味を考えるうえでとても参考になります。まずもっとも大事なものはリスクが大きくて食品安全に関わる内容で、必ず表示すべきものです。アレルギー物質や食中毒にならないための消費期限が相当します。次に長期的に健康に影響するもの。栄養成分表示などが該当し、これらも基本的には表示を義務とするのが望ましいものです。そして遺伝子組換えや放射線照射のような新しい技術などで、これらは一定の期間は消費者がなじみがないため情報提供が望ましいでしょう。そして四番目が安全性には直接関係がなく、消費者個人の価値観に関係するようなもの。ハラルやコーシャーのような宗教的なものや、ベジタリアン、オーガニックといった、そのことに価値を認める人にとっては意味があるものの、そうでない人にとってはあまり意味がないというようなものはたくさんあります。食品の表示（宣伝）のかなりの部分が、じつはこのカテゴリーに属するもので、こういうものは政府による義務ではなく関係者が自主的に内容を定めるのが妥当でしょう。

この基本的考え方はそれほど難しくなく、合理的で、多くの人が納得できると思います。

そしてこれを見たうえで、消費者庁が出している日本の食品表示の説明の図に戻ってみます。整理の根拠が表示の中身や意味そのものではなく、どの法律に定められているか、になっているため、消費者にとって大事な情報は何なのかという視点はありません。もちろん食品製造業者にとっては、表示違反に問われないようにするためには法律上定めのある、すべての表示が等しく大事なものではあるのですが、毎日膨大な種類の商品を選ぶ消費者がすべての表示項目を隅々まで読むべきというのは現実的ではありません。その食品を安全に取り扱うために最低限必要な情報を素早く確認したい。そこでオーストラリアのラベリング・ロジックを参考にするのがいいでしょう。

安全性にとって大事な情報はアレルゲン、消費期限があるようなものはその期限（賞味期限は安全性の目安ではありません）と冷蔵などの保存方法、そして栄養成分です。それ以外はオプションで、消費者の好みや価値観に関係するものです。食品の安全性を気にする人向けのアドバイスとして、加工食品の原材料表示中の食品添加物や原材料の産地を確認するようにといったことが言われる場合がありますが、食品添加物は安全であることが確認されたものしか使用されていないはずですし、産地は安全性とは直接関係ありません。遺伝子組換えについても、認可されたものは組換えでないものと同等の安全性が確認されているものだけです。どうしても気になるのであれば――とくにいわゆる健康食品に多いのですが――、食品として長く食べられてきたものではないものが原材料に使われていないかどうかは、チェックする価値はあるかもしれません。第1章でくわしく述べましたが、食品添加物は安全性が確認されないと使えないのに対して、食品そのものには公的機関による安全性のチェックは存在しないのですから。

偽装の標的は誰？

ここで食品偽装の話題に戻ります。

食品を意図的に偽装したのか間違って表示してしまったのかは、しばしば識別が困難です。魚の偽装に関しては、中身と表示が違う事例を集めると、安い魚を高い魚と表示している場合が多く、逆のパターンは少ないということから意図的偽装が行われていることが推定できたとしても、個別の事例について偽装なのか誤表示なのかを断定するのは難しいことが多いです。したがって、識別に自信のない消費者がだまされたくないと思うなら、だまされる可能性が少ないのは安い魚を買うこと、になります。同様に、同じような野菜や果物が一方は国産と表示してあって値段が高く、もう一方は中国産と表示してあって値段が安いのなら、中国産と表示してあるもののほうが偽装である可能性は低いでしょう。

安全性に関係なく、自分の価値観にとってあまり重要でないことについての表示なら、その表示は無視してほかの部分で選ぶのが消費者にとっては合理的です。自分の価値観にとって重要な項目なら、きっとそれについてはくわしく知っていて選別眼もあり、だまされないための方法（信頼できる店など）も熟知していることでしょう。

「なんとなく雰囲気で」よさそう、と判断してしまう人たちが偽装の標的です。そしてその「なんとなく」を利用して国産を売ろうとしているのが、日本の産地表示を要求している人たちであることは知っておいたほうがよいでしょう。また世界中で遺伝子組換え作物に反対している団体が遺伝子組換え表示の義務化を要求していますが、これも消費者の「なんとなく」を利用して影響力を発揮しようとする試みです。ほかにもベジタリアンやオーガニックなどの推進団体が、それぞれ自分たちの主張にとって都合のよい項目の表示を要求する運動はあります。こうしたいろいろな政治的思惑から食品の表示は複雑で混乱したものになりがちで、そこが偽装を行う者にとってはつけいる隙になっています。

消費者としては、自分にとって大事なことは何なのかを基本に立ち返って確認しておくことで、偽装や情報戦の混乱に巻き込まれずに商品を選ぶのに役立つでしょう。本来消費者庁は消費者のために、シンプルでわかりやすい表示をめざすべきなのですが、現実にはそうはなっていないのが残念なところです。

情報が増えるのは消費者にとってよいことなのだから表示義務になる項目が増えるのはよいことだ、という主張には警戒すべきです。個々の商品に表示できるスペースには限りがありますし、人間が一度に処理できる情報量にも限度があります。あまり重要ではない情報が増えれば増えるほど、大事な情報が見過ごされる可能性が大きくなります。

コラム④

命に関わる偽装

経済的利益を目的とした食品偽装は、一般的に食品の安全性には問題がない場合が多いのですが、非常に重大な例外があります。アレルギーです。とくにアレルゲンとなる成分を含まないことを宣伝していながら、じつは含む、という製品がもっとも危険です。ここ最近よく見られたのは乳成分を含まない、乳製品の代用品と宣伝していながら乳製品を含む製品です。近年、日本でもそうですが、牛乳に対して健康に悪いという主張をする人たちがいることや菜食主義の流行で、豆乳やココナツミルク、ライスミルク、アーモンドミルクといった植物性のミルク代用品の人気が高まっています。なかには牛乳より高価なものもあります。こうした製品は見た目が牛乳に似ていますし、製品としても牛乳に似ていることを売りにする場合があります。そういうものの中に、じつは牛乳を含むのに、牛乳を含まないと偽りの宣伝をしているものがあります。ベジタリアンのような主義主張で牛乳を避けている人にとって、そのような製品は詐欺ではあってもとくに健康に影響はありませんが、牛乳アレルギーで牛乳を避けている人にとっては、重大な健康被害を起こしかねない悪質なものです。

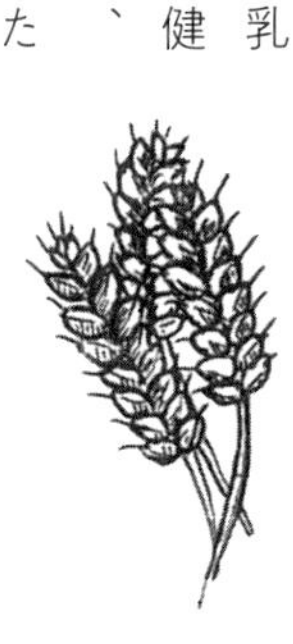

　同じような問題は「グルテンフリー」を謳っている製品でも見られます。グルテンは小麦に含まれるタンパク質の一種ですが、これに免疫反応を起こすセリアック病という病気があり、米国では一％程度が罹患しているそうです。この人たちにとってはグルテンを含まない食事をすることだけが唯一の対処法で、グルテンを含まない製品はこれまでもある程度はつくられていました。しかし近年、おもに北米を中心に、とくに明確に病気であると診断されていない人たちの間で、グルテンフリーにすると健康になるといった主張が流行し、グルテンフリー食品がたくさん市販されるようになりました。そうするとなかには、グルテンフリーと宣伝しなが

らじつはグルテンが含まれる、という商品も見られるようになりました。米国にはグルテンフリー表示に関する公的決まりがあり、監視もされています[14]。

それでもときどき違反はみつかっています。アレルギーでもないのに、グルテンフリーが流行だからという理由でグルテンフリーを選んでいる人にとっては、実際にグルテンが入っていてもとくに何の問題もないでしょう。もしもグルテンフリー食品を買うのがセリアック病患者だけなら、商品にグルテンを含むという問題があったらすぐにわかるし、売り続けることはできないでしょうが、病気でない人が顧客の大部分だったらその商品は市場からは排除されません。セリアック病患者の立場からすると、グルテンフリーの流行によって商品の選択肢は増えたものの、信頼できないものも増えたという感じでしょう。

アレルギーは命に関わる重大な問題なので、経済的利益のために利用すべきではないし、ファッションとして軽々しく扱うべきでもありません。

食品安全にとって非常に重要なこのアレルギー表示という問題を取り扱うのが、日本では厚生労働省の所管する食品衛生法ではなく消費者庁所管の食品表示法である、ということについても、念のため追記しておきたいと思います。安全にとってはどの役所が所管しようと関係ありませんが、制度に不具合がある場合に意見を言う相手を間違えるのは無駄だからです。制度は人間がつくるものなので、消費者の声でよりよいものにしていく必要があります。

第７章

プロバイオティクスの栄枯盛衰

†科学は急速に進歩するのに、一度できた制度はなかなか変わらない

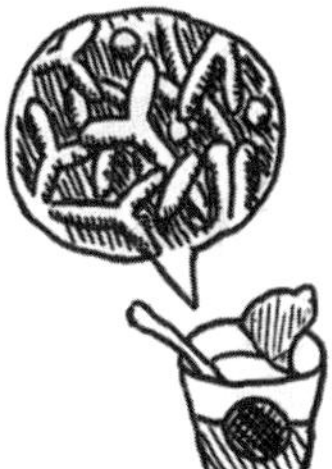

食品安全を確保するための基本は科学です。その科学はレギュラトリーサイエンスと呼ばれるもので、人々の生活に直接影響するような政策を行うためには、それなりのしっかりした根拠を必要とします。科学として未熟な段階で政策として実装するとどういうことが起こるのかを示す事例があります。

一　プロバイオティクスの健康強調表示

前著『ほんとうの「食の安全」を考える』（二〇〇九年）では、ＥＵが二〇〇六年に決めた、食品の栄養と健康強調表示に関する規制のもとでの欧州食品安全機関（ＥＦＳＡ）による、各

種プロバイオティクスおよびプレバイオティクス製品の健康強調表示（ヘルスクレーム、いわゆる健康食品でよく見られるような健康上の機能を謳うこと）の科学的根拠の評価状況を紹介しました。いわゆる善玉菌や悪玉菌とは何か、腸内の微生物叢を改善するというのはどういうことかといった基本的な定義が明確になっていない、あるいは使用されている微生物の厳密な同定がなされていないといったことがおもな原因で、健康強調表示としては認められないという判断が続いていることを紹介しました。その後の状況をお伝えします。

欧州では認められない健康強調表示

ＥＦＳＡによる評価と各種手続きを経て二〇〇六年の規制は発効し、二〇一二年一二月四日以降、ＥＵの食品の健康強調表示は認可リストに掲載されているもののみが可能となりました。どのような表示が可能かについては定期的に更新されますが、欧州委員会のホームページで確認することができます(1)。

これはデータベースなので、申請されたものが登録されています。二〇一八年一一月末時点で登録数は二三三七で、そのうち認可されたものは二六一です。プロバイオティクス製品については認可されたものは一つもありません。オリゴ糖などのプレバイオティクスも申請されていますがそれもすべて認められていません。

二〇一二年の発効直前まで、プロバイオティクス業界はプロバイオティクスの健康強調表示をなんとか認めさせようとしていました。ＥＦＳＡは評価の結果を欧州委員会に報告しますが、その後一定期間、パブリックコメントを受け付けます。そこにＥＦＳＡの意見への反論を多数提出していました。ここで受け付ける意見は、あくまで科学的根拠についてのものです。欧州委員会はその意見をＥＦＳＡに返し、ＥＦＳＡがまた検討して意見を出すというやりとりが、とくにプロバイオティクス関連の健康強調表示申請では盛んに行われていました。ＥＦＳＡへの反論を書いていたのは申請企業の人たちだけではなく、プロバイオティクス関連学会の権威とみなされている大学教授のような人たちもたくさんいました。なかにはプロバイオティクス業界では効果があることは既成事実とみなされている、といった大御所（？）らしき人の主張もありました。さすがにそれが業界の外に通用するはずはないのですが、寄せられた意見を見ていると長く常識とみなして疑うこともなかったことに証明を要求されて、戸惑っている様子が伺えました。ＥＦＳＡがそうした各種コメントは反論になっていないと退けた結果が、現在認められているプロバイオティクス関連健康強調表示はない、ということに反映されているわけです。

　欧州の健康強調表示規制が順調に実施され、定着するようになってからは、プロバイオティクス関連の申請も反論もほとんど聞かなくなりました。その理由の一つは「プロバイオティクス」の定義がいまだに定まらないということです。もちろん大枠としての定義はあります。よく知られているのは二〇〇一年の国連食糧農業機関（ＦＡＯ）／世界保健機関（ＷＨＯ）の定義で「適量を投与すると宿主に健康上の利益をもたらす生きた微生物」というものです。しかしながらこれでは少し漠然としすぎていて、「生きた微生物」とは何か、「適量」とはどのくらいなのか、「宿主の健康への利益」とはどんなものを指すのかについては、それぞれさらに定義が必要です。「プロバイオティクス」と「プロバイオティクスを含む食品」はどう違うのか。生きた微生物であるのなら殺菌はできないわけで、そのような製品の安全性はどう担保するのか。世界中でプロバイオティクスを謳った製品は多数販売されているにも関わらず、国により定義があったりなかったり意味が違っていたりするのが現状で、そのため国際流通する食品の規格や基準を設定しているコーデックス委員会の栄養・特殊用途食品部会（CCNFSDU）が、プロバイオティクスの定義について検討を行っている段階です。二〇二〇年時点で、これから議論をする対象であって基準として提案されるにはまだ時間がかかると思います。そして皮肉なことに、プロバイオティクスの分野の学問が大きく進展したことが「科学的に確立された健康強調表示」を困難にしています。このことについてもう少しくわしく見てみましょう。

プロバイオティクス製品の有害事象の報告

プロバイオティクスは普通の食品であるヨーグルトなどが代表的なものなので、劇的な効果はないものの、おおむね無害だとみなされてきました。しかし生きた微生物の錠剤やカプセルを使った臨床試験が数多く行われるようになり、必ずしも無害とは言えないという事例の報告が積み重ねられてきました。

プロバイオティクス研究が比較的盛んなオランダで、二〇〇八年に急性膵炎の感染合併症に対する予防治療としてのプロバイオティクスを投与した群で、むしろ死亡率が高くなることが報告されました。この研究は比較的規模が大きく、期待の高かったものだっただけに大きな反響がありました(2)。

米国からは二〇一五年に、乳児用のプロバイオティクスサプリメントによるムコール菌症での死亡事例が報告されました。未熟児で生まれて ABC Dophilus という名前のプロバイオティクスサプリメントを与えられた赤ちゃんが、壊死性腸炎の症状で死亡したのです。調査の結果、ダイエタリーサプリメントがムコール菌症の原因となるクモノスカビに汚染されていたことがわかり、この製品はリコールされました。ABC Dophilus は生きた *Bifidobacterium lactis*、*Streptococcus thermophilus*、*Lactobacillus rhamnosus* を含むプロバイオティクスとして、とくに乳幼児用に宣伝販売されていました。この赤ちゃんの場合には、未熟児がかかりやすい壊死性腸炎を予防する目的で与えられていたようです。しかしダイエタリーサプリメントは医薬品ほどの厳密な品質管理はされていません。赤ちゃん、とくに未熟児に普通の成人が食べるような食品を与えることは考えもしないだろうと思われるのに、サプリメントを与えてしまうというのは何らかの誤解があるとしか思えません。この件に関して米国食品医薬品局（ＦＤＡ）は、生きた細菌や酵母を治療や予防目的で使用している医療従事者には、ＦＤＡに対して実験的新薬としてのレビュー申請をするよう勧めています。つまり医薬品に準じた安全性や有効性の担保が必要であろうと判断されたわけです[3]。

ほかにも重い病気のある人たちがプロバイオティクスを使用していて菌血症になった、乳酸菌が日和見感染したといった報告が増えていきました。使う人が増えればそれまでわからなかったことがわかるようになるという、科学の世界では当然の進歩です。

二〇一六年にはノルウェー食品安全科学委員会が、乳幼児用サプリメントとして販売されている製品を赤ちゃんに毎日与えることは、悪影響のある可能性を否定できないと注意喚起しています[4]。

そして二〇一八年にはさらに大きな影響力のある研究が、『セル』誌に発表されました[5]。抗生物質を使うとヒトの腸内細菌が死んでしまって、元に戻るのに時間がかかることはこれまでよく知られてきました。腸内細菌のバランスが崩れてしまったときの悪影響を予防する目的でプロバイオティクスがよく使われてきたのですが、じつはそれは腸内細菌が元に戻ることを邪魔する可能性がある、という研究です。プロバイオティクスとして使用されている乳酸菌などはもともとヒトの腸内に定住している菌ではなく、生きた菌を腸に届けると宣伝されている製品を食べても、菌が便中に排出されるのはそれを食べている間だけであるという報告がありました。健康なヒトにとってプロバイオティクス菌はただ通り過ぎるだけなのですが、それ

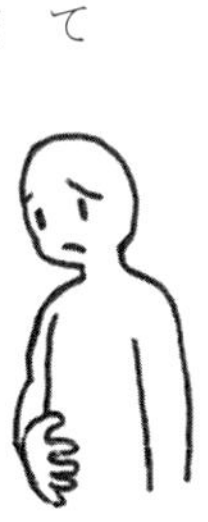

が腸内の菌を殺したあとだとプロバイオティクス菌が住み着くことがある、という報告です。この、もともと常在菌ではないプロバイオティクス菌が定着してしまうせいで、本来の菌の状態に戻るのが遅れてしまうというのがこの報告の重大な指摘です。一方で、元の健康状態に速やかに戻る方法も報告されています。抗生物質を投与する前の、健康な状態の自分の糞便を移植することです。言われてみればきわめてありそうな、納得できる話です。

こうした、プロバイオティクスは必ずしもきちんとした手続きで安全性が確認されているわけではないのに広く販売されているという状況を背景に、二〇一八年八月にはＦＤＡが生きた微生物を含み、ヒトの病気の予防や治療を目的とする製品に関しては対応を強化する旨を発表しています。その中には、製品に含まれる菌の数え方の統一といった基本的なことも含まれます。つまりこれまで消費者は何がどのくらい入っているのかについてすら、正確な情報を入手できないまま膨大なお金を使ってきた、ということです[6]。

二　期待が高まるマイクロバイオーム研究

マイクロバイオーム研究の興隆

欧州でのプロバイオティクス製品の健康強調表示申請関連の話題が下火になったもう一つの理由が、マイクロバイオーム（microbiome）研究の進展です。

マイクロバイオームは、二〇一〇年に『サイエンス』誌が選ぶこの一〇年の科学の十大成果の一つに選ばれていますが、人体に棲む微生物叢全体を含む概念です。(7) もともと腸内微生物叢（腸内フローラ）といったものは知られていましたし、人体のあちこちに微生物がいることは報告されていました。それがome（オーム）やomics（オミクス）という接尾語がつくと、全体を一括して検討することになります。これはおもに、次世代シークエンサーに代表される遺伝子配列決定技術と、膨大なデータを処理する計算技術の進歩によるものです。糞便中の菌を培養して増やしていろいろ調べたところ、腸内に××という菌がいることがわかりました、それが食物繊維を食べると増えることがわかりました、というようなものがこれまでの腸内細菌の研究だとしたら、マイクロバイオーム研究は、糞便中の微生物の遺伝子を力技で一括して配列決定と解析を行い、腸内細菌の分布がこのようなものであるという膨大なデータを出す、というイメージです。

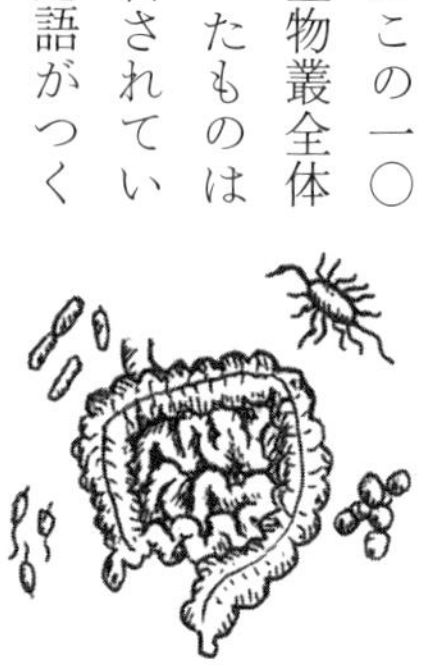

微生物の研究手法が大きく変わってきたのがここ一〇年です。たとえばFDAが、食中毒アウトブレイクでの原因となる微生物の特定に、全ゲノムシークエンシング（WGS）を使い始めたのが二〇一二年です。それからどんどんデータを蓄積し続けて、今やルーチンでの標準検査法になりました。以前の方法に比べて圧倒的に得られる情報が多いので、汚染源の特定などに威力を発揮しています。やがて世界標準になるでしょう。

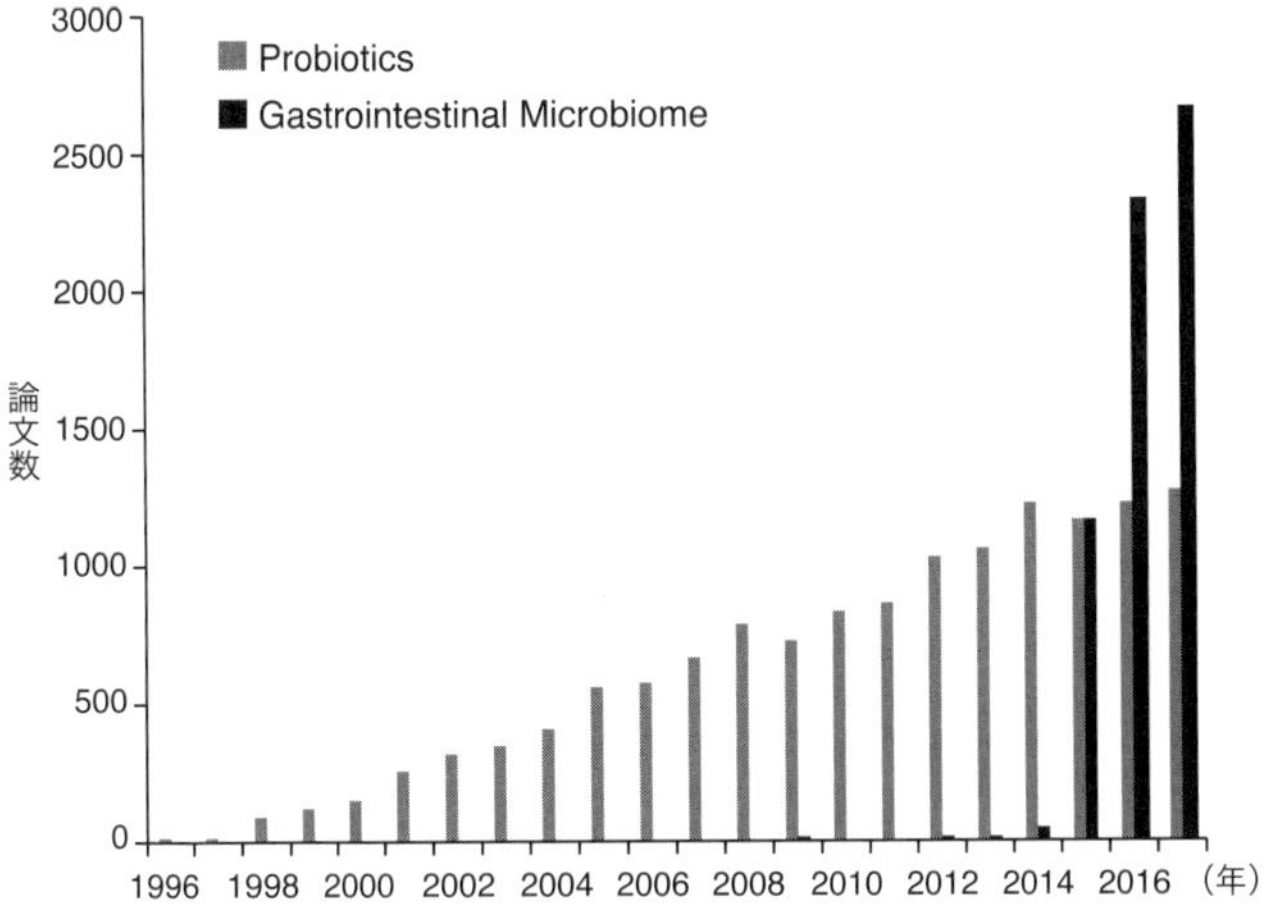

図 7-1　PubMed 収載論文数の経年変化

Probiotics と Gastrointestinal Microbiome との比較。

学術論文でも時代の変化は顕著に示されています。図7－1にはPubMed収載論文数の経年変化を示しました。このデータベースに収載されている論文にはMeSHというシソーラス（生命科学用語集）が付与されているので、MeSHの「Probiotics」と「Gastrointestinal Microbiome」で文献を検索した結果です。MeSHにProbioticsという用語が加わったのが一九九八年、Gastrointestinal Microbiome〔マイクロバイオーム、腸（消化管）〕が加わったのが二〇一八年と米国国立医学図書館のサイトでは説明されています。論文の全体数は基本的には毎年増えているのですが、Probioticsは二〇一四年あたりをピークに頭打ちになっている一方で、Gastrointestinal Microbiomeは登録前から数が多く、近年急激に増えていることが明確です。現在はマイクロバイオーム研究が本格的に始まったばかりであり、今後さらに研究が盛んになることが予想されます。

このマイクロバイオーム研究分野の「熱気」を上手く伝えるのは難しいのですが、たとえて言うなら研究の道具が虫眼鏡だったものが顕微鏡になって、今まで見えなかったものがよく見えるようになって面白くてたまらない、といった感じでしょうか。腸内にいる微生物の様子を知るための道具がようやく揃ったので、これから微生物のカタログをつくることができる、というのが今の状況で、世界中でいくつかのプロジェクトが進行中です。たとえばAmerican Gut Projectでは、世界中の一般市民から検体を送ってもらって解析を行い、腸内細菌の多様性を明らかにしています[8]。

ほかにも、先住民族の検体を集めたり特定の病気の人とそうでない人を比べてみたりといったことが行われています。最初の目標になっているのは、人間の腸に棲《す》んでいる微生物がどんなものなのか、正常な腸内細菌叢とはどういうものなのかを明らかにすることです。「正常」の範囲は相当な幅があると考えられますし、単純に記述できるようなものではない可能性が高いですが、それを明確にしないことには先に進めないでしょう。

このような目覚ましく進化する学問分野を知ってしまうと、善玉菌対悪玉菌のような単純な分類は意味がないと思い知らされますし、人間の腸に定住しない乳酸菌のようなものより、定着して何かをやっている菌のほうが研究対象として将来性があると考えるのは当然です。これ

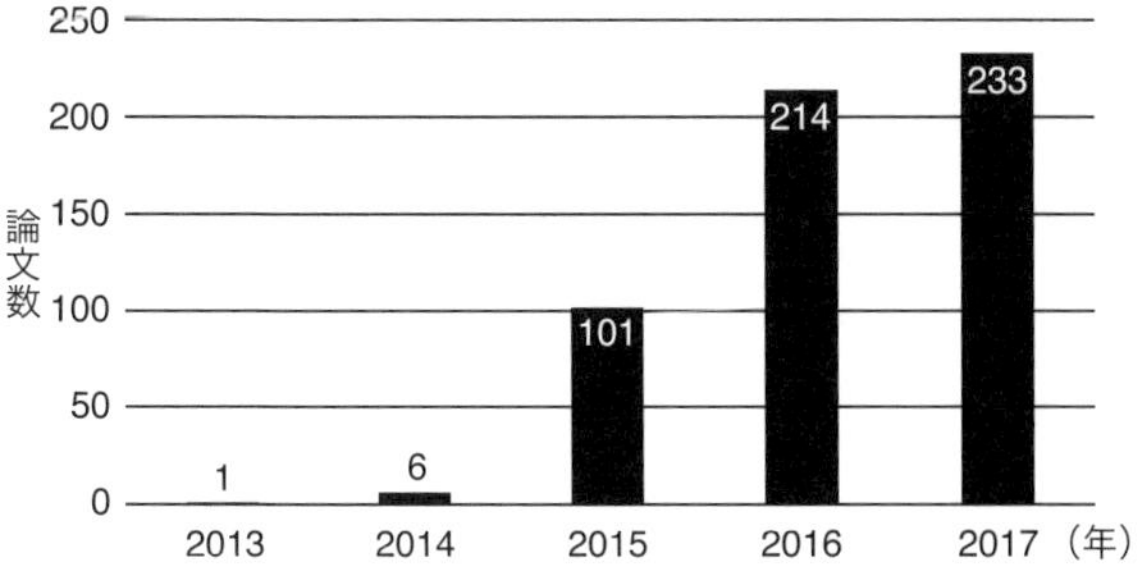

図7-2　Fecal Microbiota Transplantationで検索したときのPubMed収載論文数の経年変化

までのプロバイオティクス研究が色褪《あ》せて見えるのです。

糞便移植の衝撃

もう一つ、臨床研究の分野で大きな進展があったものに糞便移植（Fecal Microbiota Transplantation）があります。糞便移植とは、自分の、あるいは他人の糞便を腸に入れる手法で、口からカプセルなどで食べる場合もあれば、医療用器具を使って挿入する場合もあります。これが難治性の下痢の治療法として一躍脚光を浴びたのが二〇一四年以降です。

同じくPubMedのMeSHで「Fecal Microbiota Transplantation」を検索すると、図7－2のような結果になります。Fecal Microbiota TransplantationのMeSHへの採用は二〇一六年です。

糞便移植の初期の成功例は、何度も繰り返すディフィシル菌（*Clostridium difficile*）感染の治療でした。ディフィシル菌は一部の健康な人の腸内に定着していて、そういう人に抗菌薬での治療を行うと異常増殖して毒素を産生し、下痢などの症状を発症することがあります。この感染症の発症率が近年増加していることと、強毒性のディフィシル菌が見られるようになったことから医療現場では関心が高まっていました。糞便移植は通常の治療法で対処できない難しい症例に対して、実験的に試みられて効果があると報告されているのです。そして炎症性腸疾患の治療にも使われるようになりました。最初の頃は懐疑的見方も結構あったと記憶していますが、その効果が明白だったので急速に適用が拡大していきました。FDAもディフィシル菌感染に対しては、比較的早期に臨床での使用が可能だと判断しています。

「腸内の細菌を正常にする」のに正常な人間の腸の内容物を使う、というのは発想としては合理的です。もちろん移植される糞便は、医薬品あるいは移植臓器として監視対象になりますので、広く一般的に使われる前にそれなりの品質と安全性を確保するための方策が必要です。治療効果があるものは医薬品になるわけです。糞便移植は新しい治療法として、正当な医学として確認されつつあります。そして外科手術の前に自分の血液をあらかじめ採取してストックしておくのと同じように、腸内細菌が死滅するような治療を行う前に自分の健康なときの糞便をストックしておいて、治療後に戻して回復を早めるということが、普通に行われるようになるのではないかという予想すらされています。この糞便移植の事例は医学がいかに実用主義かを示すものだと思います。

前述したように、人間の腸の中にどんな微生物がどのくらいいるのかはまだよくわかっていません。健康な腸内細菌叢とはどういうものかについてもわかりません。でも抗生物質の投与などで腸内細菌がダメージを受けると、お腹の調子が悪くなることはわかっています。そして健康なヒトの腸の内容物を入れたら元気になった、それなら中身は何だかわからないけれど本人由来のものだし治療に使える、ということで「根拠に基づいた医学」として取り入れられようとしているのです。メカニズムや動物実験などでの成績を医学の根拠だと思っている人がときどきいますが、医学における「根拠」は「ヒトでその病気の治療に効果があったかどうか」です。メカニズムや動物実験は傍証にはなっても根拠にはなりませんし必須でもありません。

この決定的な根拠が、じつはプロバイオティクスにはないのです。ディフィシル菌感染を予防・治療するための方法として、プロバイオティクスも検討されてきました。有効という報告もそれなりにありましたが、標準的治療ガイドラインに採用されるには至っていませんでした。そして重症の患者でのプロバイオティクス菌による菌血症のリスクを考慮し、基本的には進められていないというのが現状です。糞便移植もまだ標準法ではありませんが、その顕著な効果についての報告を見たあとに、プロバイオティクスの効果とされる報告を見ると、差は明確です。

プロバイオティクスの効果

ここで少し「プロバイオティクスの効果」について検討してみます。ネットで日本語で検索すると、プロバイオティクスの期待される効果として腸内細菌叢（フローラ）によい影響を与える、便秘改善、腸内感染を防ぐ、免疫のはたらきを調整する、肌荒れ改善、がんを予防、アレルギーの予防、動脈硬化の予防、ダイエット、高血圧予防など、あらゆる効果があるように宣伝されています。なかにはかなり怪しいものもあります。英語だともう少しましで、医学文献に限定しない普通の検索で、おもに下痢や腸炎への効果を宣伝し、一部は皮膚炎、アレルギー、風邪のような感染症に役に立つかもしれないといった情報が検索結果の上位に並びます。プロバイオティクスにある程度の効果が認められているという学術文献は確かにあるので、効果が主張されること自体は当然です。

ではその効果の根拠はどのくらいしっかりしたものなのでしょうか？　ＥＦＳＡは食品に健康上の効果を認められるほど明確ではない、と評価したのは最初に述べたとおりです。根拠に基づいた医学を推進するために臨床試験文献のレビューを行っているコクランライブラリー(9)でも、いくつかのプロバイオティクス関連のレビューを行っています。英語バージョンより数は少ないものの、日本語でも読めますので新しいものからいくつか読んでみるといいと思いますが、おおむね根拠は十分ではない、根拠の質が低い、さらなる試験が必要である、といった文言が並びます。この、一般的に宣伝されている「効果」と、医学や臨床応用の世界での「根拠が貧弱」という評価の落差はかなり大きいものです。いわゆる健康食品の世界では、ほとんど根拠がないのにも関わらず、びっくりするような素晴らしい効果を宣伝する詐欺のような商品

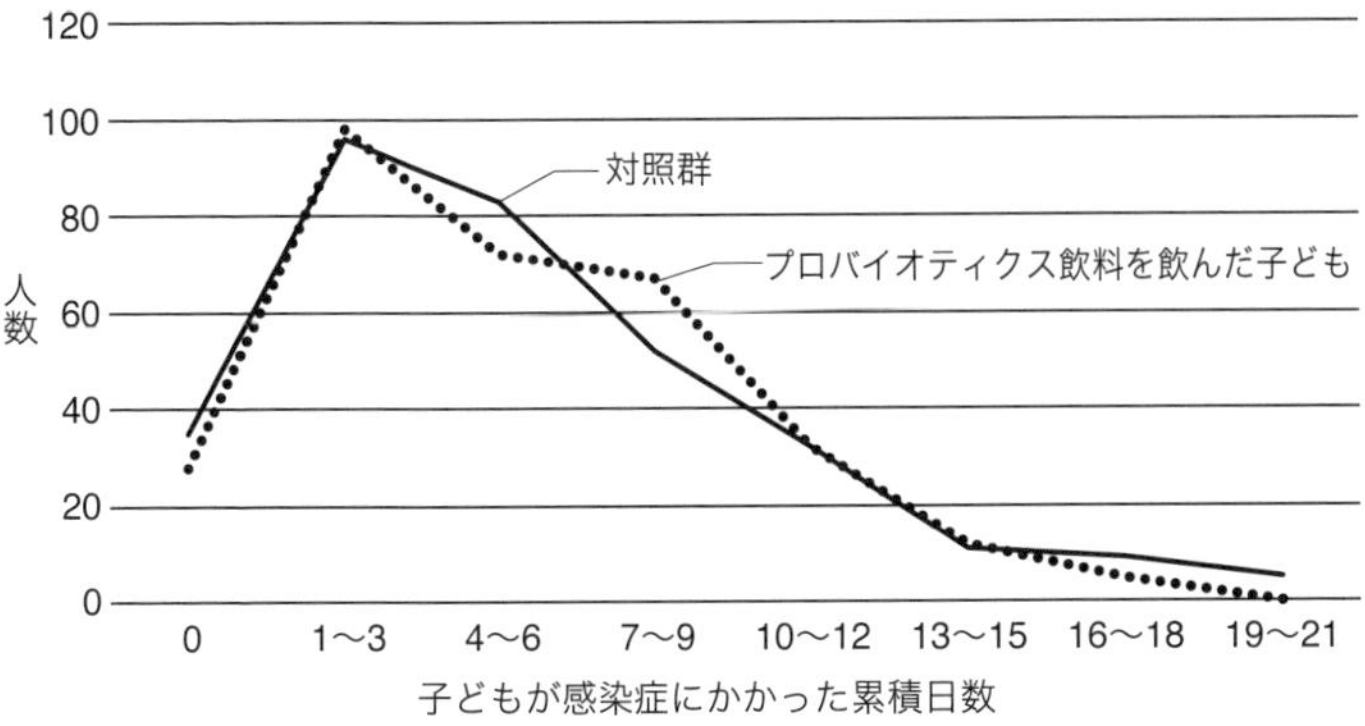

図 7-3　プロバイオティクス飲料を飲んで病気になった子どもの累計
巻末注10を参考に作成。

がよくあるのですが、プロバイオティクスはそういうあからさまな詐欺とは少し違います。プロバイオティクスを研究している人の多くは真面目にやっているのだろうと思われます。プロバイオティクス研究の典型的な成果を示す論文を見てみましょう。

図7－3は『ヨーロピアン・ジャーナル・オブ・クリニカル・ニュートリション』というネイチャーグループ傘下の、栄養分野では格の高い雑誌に発表されたプロバイオティクス飲料（世界最大のヨーグルトメーカーであるダノンのプロバイオティクスを謳った製品Actimel、米国ではDanActive）で子どもの病気が減るかどうかを調べた臨床試験の結果を報告した論文[10]のメインの結果を参考に作成した図です。米国の都市部の三〜六歳の学校または保育園に通っている六三八人の子どもに、プロバイオティクス飲料あるいはプラセボを九〇日間毎日飲んでもらって、風邪などのよくある感染症（ＣＩＤ）にかかった頻度と病気のせいで行動

がどう変わったか（学校を休んだとかイベントに参加できなかったというようなものです）を親に報告してもらって調べたものです。プラセボとしては、栄養成分が同じで微生物がいない乳飲料を使っています。論文の要約部分の結論には、行動に差はなかったもののCIDの頻度が対照群に比べて一九％少なく、P＝〇・〇四六で有意だった、とあります。このような研究結果が「プロバイオティクスで風邪が一九％も減ることが証明された」といった報道になるわけです。

一九％減るという数字だけを見ると、大きな効果があるように感じられるかもしれませんが、図をよく見てください。ほとんど同じように見えませんか？　これは普通に生活している分には効果を実感できるようなものではないでしょう。そして学校を休むなどの具体的な生活への影響はなかったことを合わせて考えると、確実に日常生活にとって意味のある効果があるとまでは言えないだろうという判断になります。研究の質は低くはなく、むしろかなり高いのですが、影響があまりにも小さいので、偶然こうなってもおかしくない、あるいは実用的な意味のあるものとは言いがたい、というのが論文のレビューを専門にしている研究者の判断なのです。しかしプロバイオティクスの効果を証明しようとしている研究者なら、この論文で効果を示したと言いたいのも当然だと思います。

こういう立場の違う「専門家」「研究者」がいることが、一般の人にはあまり知られていないと思います。プロバイオティクスに関しては、その効果を信じて証明しようとする研究者たちが、プロバイオティクスを贔屓《ひいき》にする理由のない専門家を納得させられる根拠を提示できていないのです。ただ、論文や研究を批判的に読み解く訓練を受けていない一般の人を納得させることはできているわけです。欧州ではActimelはプロバイオティクス関連の健康強調表示をすることはできませんが、同じ製品であっても法律の違う米国で販売されているDanActiveには「免疫系をサポート」という宣伝がされています。さすがにがん予防や痩せるなどという法外な宣伝はしていません。

なお二〇一八年一一月に『ニュー・イングランド・ジャーナル・オブ・メディシン』という医学分野での主要雑誌に、プロバイオティクスは子どもの急性胃腸炎にはプラセボと同じ効果しかなかったという論文が、二つ掲載されました。子どもの急性胃腸炎の症状緩和は、プロバイオティクスの効果とされるものの中では、もっともエビデンスレベルが高いとされていたものです。しかしプ、ロ、バ、イ、オ、テ、ィ、ク、ス研究の中では比較的レベルが高いというだけのことで、一般的な臨床試験のレベルとしては決して高くはなく、決定的根拠ではありませんでした。そこできちんとした大規模二重盲検無作為対照化試験がカナダと米国で実施されたのです。使われたプロバイオティクスは*Lactobacillus rhamnosus*で、プロバイオティクスの中ではもっともよく調べられていて根拠も多い菌です。その結果がどちらも「プラセボと差はない」だったので、子どもの急性胃腸炎にはプロバイオティクスは推奨できない、とエディトリアルでも述べています[11]。

プロバイオティクスはしっかりとしたデザインの研究で評価すれば、効果はあったとしてもごくわずかであろうというのが現状の知見の主流です。ヨーグルトなどの発酵食品はこれまでも日常的に食べてきたわけですから、それが食べる人の健康を劇的に左右するようでは困るので、それでいいのですが。人体に対して何らかの影響（効果）があるものは副作用もある、というのが常なので、食品としてはあまり派手な作用のない、つまり安全なものであるほうが望ましいのです。

三　トクホとプロバイオティクス

特定保健用食品の始まり

図7－1のプロバイオティクス（Probiotics）の始まりの年、つまり一九九八年は、日本のプロバイオティクスの代表といえる製品であるヤクルトが、「特定保健用食品」と表示できることになった年です。特定保健用食品、通称トクホは、「身体の生理学的機能や生物学的活動に関与する特定の保健機能を有する成分を摂取することにより、健康の維持増進に役立ち、特定の保健の用途に資することを目的とした食品」として一九九一年に、世界に先駆けて制度化されたものです。食品を食べることで栄養を摂る以上の健康効果を期待し、その効果が科学的に確認できたと国が認めるという制度は、当時先進国ではまだどこもありませんでした。そして

ヤクルトはかなり初期にトクホになったもので、トクホ制度の普及に大きな役割を果たしました。現在ヤクルトに表示が許可されているのは「生きたまま腸内に到達する乳酸菌シロタ株（L. カゼイ YIT 9029）の働きで、良い菌を増やし悪い菌を減らして、腸内の環境を改善し、おなかの調子を整えます」です。プロバイオティクス分野の論文数と歩調を合わせたように、トクホ商品は増えていきました。トクホのなかでも「お腹の調子を整える」を表示するプロバイオティクス関連製品はかなりの部分を占めています。

ヤクルト社の『『ヤクルト』発売80年の歴史』(12)によると、ヤクルトの誕生は一九三五年で、ヤクルトの創始者である代田稔博士は、当時の日本の子どもたちが感染症で命を落とす状況を改善しようとして、乳酸菌飲料「ヤクルト」をつくったとのことです。今のような形になったのは一九六八年で、その後今に至るまで人気の商品です。世界中で販売されていますが、とくに一九九〇年代に欧州で販路を拡大しています。欧州ではヤクルトはプロバイオティクスとして非常に人気があります。日本においては代田博士の願いは、プロバイオティクス元年の一九九八年には実現していたと言っていいでしょう。日本人の平均寿命は延び、子どもたちが感染症で亡くなることは激減し、ヤクルトは国の制度のトクホで健康効果を表示できるようになり、プロバイオティクスは学術的にも認知されました。

ただそのときが将来性への期待のピークだったのかもしれません。新しい学問は乳酸菌飲料を飲めば腸内環境がよくなるという、単純な話ではないことを明らかにしつつあります。

科学のレベルを維持するために必要なこと

一九九一年に日本のトクホ制度ができてから、先進国が次々に同様の制度を導入したかというと、そうではありません。米国ではFDAが評価したうえで表示を認める限定的健康強調表示について、二〇〇三年にガイドラインが発表されています。この章の最初に述べたように、欧州では新しい健康強調表示が施行されたのは二〇一二年以降です。この年代の違いが意味するものはかなり大きく、食品成分の健康効果への期待度は、二〇〇〇年前後を境に大きく変わっているのです。最大の契機はがんを予防することが期待されていたビタミン類の大規模臨床試験の失敗が、次々に明らかになったことです（前著参照）。単純化して言ってしまうと、一九九〇年代は食品成分の効果に期待と楽観が大きく、二〇〇〇年代以降はより慎重になった、というわけです。

科学は常に進歩するので新しい時代のほうが知識が多いのは当然なのですが、法律や制度は必ずしも科学の進歩に歩調を合わせて変わるわけではありません。とくにその制度によって利益を得る人たちが多くなっていれば、変えるのは困難になります。現在のトクホの効果の認定基準は欧米の制度に比べると心許《こころもと》ないものですが、それすらも難易度が高いとして二〇一五年から日本で導入されたのが、「機能性表示」という制度です。さすがに国が認めるものではありませんが、世界的にはより厳密な科学的根拠を要求する傾向にある中で、必要な科学的根拠のハードルを下げるという逆方向の施策です。

新しい技術や製品が出始めたときに、それを産業として健全に育てるためには規制が重要な役割を果たします。何の規制もないと消費者としては安心して利用できませんし、業界としても悪質な製品や事業者により事件や事故が起こると、分野全体が信頼できないものとして市場から拒否される可能性もあります。規制が厳しすぎても発展の阻害要因になるでしょう。トクホは、食品成分の機能性という分野の市場を創出するはたらきをし、そのシンボルのような存在がヤクルトだと思います。しかしその後の学問の発展に対しては、トクホはブレーキになったと言わざるを得ません。食品企業や大学の研究者が、トクホとして認められることを目標として設定し、それ以上をめざさなくなってしまったのです。機能性表示制度ができてからはさらに、企業にとって資金を投じて質の高い研究をするインセンティブはありません。できるだけ少ないお金で最大限の宣伝をするのはビジネスとしては当然です。たとえばマイクロバイオーム研究をするにはそれなりの機器や人材への投資が必要になりますが、日本で製品を売るにはそこまでする必要はありません。一方欧州で健康強調表示を申請しようと思えば、相当高いレベルの根拠が必要になります。英語圏で食品の健康影響を表示しようとした場合に要求される科学的根拠の水準はおおむね同等で、日本と韓国などが明らかに異なる水準で許可する制度をもっています。そういう状況が続けば、欧米の企業は投資を続けてその分野の科学のレベルが上がる一方で日本企業のレベルは上がらない、やがてそれが国としての科学のレベルになるでしょう。

誇大宣伝を避けるために

二〇一八年の某月某日、わが家のポストにヤクルトを飲めばがん予防になる、アレルギー予防にもなる、という手書きの宣伝チラシが入っていました。発信者は近所の営業所のようです。本社の指示ではないのかもしれませんが、ヤクルトのウェブサイトではそういう宣伝をしてよいと言っているかのような「サイエンスレポート」を出しています[13]。FDAの判断基準では、製品の効果に関する研究論文のウェブへの掲載はその製品の宣伝とみなされますので警告されます。日本では研究紹介が宣伝とみなされて取り締まりを受けた例はないと思いますが、消費者がこういう情報を受け取ったらどう思うかと考えれば、宣伝になっていることは確かでしょう。

ここで疑問なのは、研究が行われていること、一部に期待できる結果が出ていることは、その製品の有効性が科学的に証明されたという意味ではないということを、科学者なら当然認識しているべきだと思われるのですが、あちこちで食品の効果効能を宣伝している「研究者」の中には、動物実験でよい結果が出たからヒトにも効くといった類の主張をする人がよく見られるということです。本人は信じ切って、そのことに何の疑いももっていないのかもしれません。それが日本の健康食品分野の科学の水準の低さだと思うのです。ヤクルトでがん予防は証明されていませんし、日本を含む世界中のがんに関する公的機関からのがん予防のための助言に、乳酸菌や発酵食品を食べよう、というような項目はありません。

　ヤクルトの特徴は製品そのものだけではなくその販売方法にもあります。ヤクルトレディが職場などに届ける、対面でのコミュニケーションが特徴です。ヤクルトレディは小さな子どもをもつお母さんでも、子どもを預けて短時間でも働ける素晴らしい仕組みだと思います。世界中でこのような販売を行っていて、女性の自立援助にもなっています。ただ、ときどき誇大宣伝になってしまう場合があり、たとえば香港でSARS（重症急性呼吸器症候群）流行の際に、ヤクルトが効くという噂が広がったりしています。本社の指示ではなく、自然発生的にそうなってしまうのだとしても、誇大宣伝で売るのはいただけません。それは地元で長くおつきあいを続けたい事業にとっては毒だからです。インターネットなどで顔の見えない人たちにたった一回だけ売れればいい、という商売なら、誇大宣伝であろうと売ったもの勝ちなのかもしれません。しかしヤクルトレディは、大抵ご近所の顔なじみを長い間相手にします。なかにはヤクルトレディが来るのを楽しみにしている一人暮らしの高齢者もいるかもしれませんし、長い間にはいろいろな病気に罹ることもあるでしょう。がんについてなら、日本人の二人に一人は一生の間に一度はなんらかのがんになるのです。ヤクルトを飲んでいれば病気にはならないなどと言って売っていたのに、お客さんがその病気になったとしたら心優しい人は、ヤクルトレディとしての仕事に疑問をもってしまうかもしれません。売るほうと買うほうの両方が満足して長く続けるためには、嘘は避けるべきでしょう。時間をかけて信頼関係をつくっていくよりも、派手な宣伝で売り上げを一時的にでも増やしたほうが優秀とみなされて会社では出世するのかもしれませんが、それが創始者である代田博士の願いに沿うことだとは私は思いません。

学生の手本となっているか

私がもっとも懸念しているのは、現在大学で学んでいる学生さんたちのことです。科学には国境はなく、世界中のどこかでブレイクスルーがあれば一気に進歩します。現在この大きな変革が起こりつつあるのがマイクロバイオーム研究です。一方日本人には言語の壁があるので、学生には日常的に英語で科学ニュースを読む習慣はなく、指導教官がおもな情報源になる場合も多いでしょう。その大学では目先の研究業績が欲しい先生方が、何らかの健康効果を言って欲しい企業や産業振興目的の自治体からの資金提供を受けて、簡単な実験で適当な学会発表や記者会見を繰り返しています[14]。

二〇一七年には、内閣府が高額な研究費を投じた革新的研究開発推進プログラム（ImPACT）において、お粗末な実験で特定の企業の製品で脳が若返るという発表がなされ、あとで問題ありとされた「事件」も起こっています[15]。

プロバイオティクス分野では国を代表するような研究機関である産業技術総合研究所と千葉大学、一流メーカーであるキッコーマンが合同で二〇一八年に誇らしげにプレス発表したのが、少人数のヒトに乳酸菌を食べさせて特定のバイオマーカーが少しだけ変化した、というレベルの研究です。[16] 研究に使われる機器や方法論や結果が、最先端のマイクロバイオーム研究に比べると見劣りすることは否めません。高額な機器や高度な解析を使うのがよいというわけではないのですが、もしも学生や駆け出し研究者の立場だったら将来性を感じるのはどちらだろうかは自明でしょう。

こういう日本の環境で授業料を払って学生たちは何を学ぶのでしょうか？ トクホの誕生の頃にすでに働き盛りだった人たちは、もう将来のことを心配する必要はなく「逃げ切れる」のだろうと思います。しかしこれからの時代を生きていくための武器を身につけなければならない若者にとって、「トクホが目標」というレベルの学問環境はあまりにも気の毒です。若い人たちにはこれからの時代を考えて大学や専攻分野を選んで欲しいと思いますが、周囲の大人が適切な助言を与えることができないと難しいかもしれません。

第8章

食品安全はみんなの仕事——すべての人に適切な情報を

世界食品安全デー

二〇一九年六月七日は、初めての「世界食品安全デー（World Food Safety Day）」でした。第一回のテーマは「食品安全はみんなの仕事」。

国連にはもっと早く、一九八一年に制定された「世界食料デー（World Food Day）」があり、これはおもに飢餓をなくすことを目標に、毎年一〇月一六日に世界各国でイベントなどが行われています。それとは別に食品安全の日をつくったのは、食品の安全性がまるで、なにもしなくても当然達成されているかのように思われがちで、安全のために行われているいろいろな努力の大切さを改めて認識する必要性があるからでしょう。そもそも人間が食べて安全でなければ食料とは言えないので、食料安全保障の重要さを訴えてきた世界食料デーにおいても安全は大事だったはずなのですが、これまでの世界食料デーのテーマではとくに安全性を取り上げたことはありませんでした。そして食料安全保障がどちらかというと、いかにして必要な食料を生産し届けるかという、生産や流通などの問題が大きいのに対し、食品安全においては消費者の役割が非常に大きくなることが特徴的です。

最初のテーマの「みんなの仕事」という言葉に象徴されるように、生産者から消費者一人一人までが責任をもって役割を果たさないと食品安全は確保できません。つまりメッセージを届けなければならない相手が圧倒的に多いのです。そしてたとえ食料を、量としては十分手にしているはずの豊かな国の消費者でも、食中毒や食品の不適切な摂取——食べすぎや偏食——が原因になる健康状態の悪さは珍しいことではありません。食品安全確保には貧困対策とは異なる困難さがあるのです。すべての人が果たすべき役割を全うするためには、すべての人に適切な情報が届いている必要がありますが、それは日本を含めどこの国でもまだ道半ばといったところです。

欧州では、世界食品安全デーに合わせて食品安全に関する意識調査を発表しています[(1)]。この調査では食品の安全について何が心配かを尋ねていますが、家畜への抗生物質、ホルモン、ステロイドの乱用、食品中の残留農薬、食品添加物がEU全域ではもっとも多く挙げられた項目でした。しかしEU域内で基本的には同じ規制であるにも関わらず、心配だとされることは国によりばらばらでした。新たに項目として上がってきたマイクロプラスチックのように、一般の人々の関心の高さを決めるのは実際のリスクの大きさではなく、メディアで話題になっているかどうかのようです。一方、食品安全上もっとも問題が大きく専門家が対策の必要性を常に強調している、カンピロバクターや病原性大腸菌のような微生物が原因の食中毒については、危機意識が十分ではありません。EU離脱を決めた英国だけが、レストランでの食品衛生格づけ表示のような積極的な食品衛生啓発キャンペーンを行ってきたおかげか、食品衛生がもっとも重要であると認識されているようです。

このことはオランダ国立公衆衛生環境研究所(RIVM)が二〇一七年に発表した報告書[2]でも、以下のように記述されています。

食の安全に関しては、消費者の認識は科学的知見とは一致しない。消費者は多くの添加物を疑い、天然物は合成化合物より安全だとみなし、化学物質汚染によるリスクが微生物汚染より大きいと考える。

食品の安全をめぐる誤解

これは日本でも同じです。

日本の食品安全委員会の運営計画にはリスクコミュニケーションの実施が含まれていますが、その重点テーマは「リスクアナリシス、食品安全の基本的な考え方」です。それは調査によっ

て、一般消費者の理解が必ずしも十分ではなく、また専門家によってもっとも重要だと考えられたものだからです。(3)

このことの具体的な事例は、消費者庁で行われている食品添加物表示制度に関する検討会の資料などで見ることができます。(4)

この検討会の資料として消費者の意向調査報告が掲載されていますが、添加物表示に関して、同じ類の食品であれば、「○○を使用していない」、「『無添加』の表示がある食品を購入している」人がもっとも多く、その理由としては「安全で健康に良さそうだから」がもっとも多かった、という結果が報告されています。そしてこの検討会で製パン業界における「イーストフード、乳化剤不使用」などの強調表示を自粛することも報告されています。(5) それによると不使用表示が消費者に誤認させることは以下の三つです。

1．イーストフードや乳化剤は、国がその安全性、有用性を評価し、食品衛生法で使用が認められているにもかかわらず、食品安全面、健康面で問題があるかのような誤認

2．当該強調表示をしている商品が、国が安全性、有用性を評価し認可しているイーストフードや乳化剤を使用した商品よりも優位性があるかのような誤認

3．当該強調表示をしている商品に、イーストフード又は乳化剤がその代替物を含めて一切使用されていない、もしくは含まれていないという誤認

いずれも事実ではありませんが、消費者意向調査の結果を見れば消費者が誤認していることは確かです。消費者が誤認しているから無添加表示が売り上げを増やし、売れるのでさらに無添加表示が増え、それを見てさらに誤認が増えるという、負のスパイラルにはまっているようなので、業界団体が姿勢を正す方向で合意できたことは歓迎すべきでしょう。

製パン業界以外では相変わらず、「(化学調味料) 無添加」を大きく表示して「酵母エキス」「タンパク加水分解物」のような化学調味料と同じ成分を含み、それ以外の不純物を多く含むものを使っている製品が販売されています。

その一方で毎年のように山菜と毒草を間違えたり毒キノコを食べてしまうという事故が起こり、死亡も報告されています。病原性大腸菌などの検出数や食中毒患者数もここしばらく改善の兆候がありません。(6) 日本の食品の安全性はもっと向上させることができるのに、やるべきことをやっていないのです。

世界共通で、一般の人たちに食品安全の基本的な考え方が理解されていない、このことが食品の安全性向上の阻害要因になっているのです。

正しい情報を届けるために

話は変わりますが、世界保健機関（WHO）が二〇一九年世界の健康への脅威トップ10のひとつに「ワクチン躊躇（Vaccine hesitancy）」を挙げたことが話題になりました。(7) ほかの項目が、エボラウイルスや新型インフルエンザ、大気汚染や気候変動といった、いかにも「脅威」なのに対して、ワクチン躊躇は一般の人々がなんとなく怖そうだ、必要ないんじゃないの、と考えて予防接種を受けないという、一見して「脅威」とは思えないようなことです。ところがそれが結果的に、たくさんの人たちが予防できたはずの病気になり、根絶すら期待されていた伝染病がふたたび流行してしまうという惨事につながっています。背景にあるのは予防接種に関する間違った情報や誤解です。フェイクニュースという言葉がすっかり定着している現代ですが、間違った情報は現実的な脅威になる、というのがこのワクチン躊躇の例です。

食品の分野でも、常に間違った情報は繰り返し流され続け、正確な理解と適切な安全対策の妨げになってきました。二〇一九年にも学校で家庭科の先生の指導のもとで、ジャガイモによる子どもたちの集団食中毒が起こったことが報告されましたが、行政や食品安全関係者は何度も注意喚起をしてきました。メディアでも何度か取り上げられています。それでも正確な情報を隅々まで届けるのは難しいのです。すでに間違った情報が浸透しているような状況では、それを正確な情報で置き換えるのはさらに困難です。

それでも私たちの食生活をより安全なものにしていくためには、適切な情報をすべての人が得られるように努力するしかないのです。ただしそれは、すべての人が複雑な食品科学を理解すべきという意味ではありません。普通の人ならば、食品はよくわからないもので何をやっても安全というようなものではないから、衛生的に取り扱って消費期限や調理法などを守り、いろいろなものをバランスよく食べることが身についていればいいのです。もっと知りたいと思う人には公的機関が信頼できる情報源となるでしょう。そしてさらに食品安全について本格的に学びたい、関わりたい人には、よりよい未来のためにぜひ力を貸してください、とお願いしたいと思います。

あとがき

この原稿を書いている二〇二〇年春は、世界中で新型コロナウイルスによる疾患COVID－19が流行し、各国がさまざまな危機対応をしている最中です。日本も含め、緊急事態への対応として多くの国で消費者による食品の買いだめやパニック買いが起こっていて、スーパーマーケットの棚が空っぽになっている様子が報道されています。二〇一一年の東日本大震災のあとにも、食料品店の棚の商品が少なくなっていたことを思い出します。

これは食料が絶対的に不足したからというわけではなく、一時的に急増した需要に供給や配送が追いつかないための現象ですが、危機を感じたときに人々が食品を手元にストックしておきたいと思うのは、どの国でも同じです。そしてそういう場合に頼りになるのは、比較的長く保存できる食品やあまり手間をかけずに食べられる食品で、日頃加工食品は買うなと主張している人たちもさすがにおとなしいようです。

じつは近年海外先進国で声が大きくなってきている、加工食品やそれをつくっている食品企業への厳しい批判が、日本ではそれほど主流にならない理由は、東日本大震災に象徴されるような地震や津波、台風といった自然災害を多く経験しているからではないかと感じていました。電気や水道などのインフラが一時的に途絶えても安全に食べられる食品の必要性は、日本なら説明するまでもなく多くの人が実感していると思います。しかし近年の「理想的な健康のための食生活」には、そういう緊急時への備えが日常の一部である、という前提はなさそうでした。

またウィルスの伝染を抑えるために世界中で人の移動が制限され、移民や途上国の安価な労働力に頼っていた先進国の一部の農業で、労働力不足が報告されています。国産や有機といった、一見よさそうな謳い文句の背景にそういう人たちの労働力があるということも、もっと広く認識されるべきでしょう。

こうしたかつてない状況を経験した世界が今後どう変化していくのかはわかりませんが、いつの日かこの危機がきっかけになったと振り返ることもあるのかもしれません。この本は、新型コロナウイルス・パンデミック以前の世界の記録でもあります。

＊＊＊

謝辞にお名前を記しておきたい先生方がいます。

二〇一七年五月に、林裕造先生（元 国立医薬品食品衛生研究所安全性生物試験研究センター長）が八七歳で、二〇一九年六月に内山充先生（元 国立医薬品食品衛生研究所所長）が八九歳で亡くなられました。お二人は、私が大学を卒業してすぐ国立医薬品食品衛生研究所で働き始めたときに指導してくださった先生です。両先生は日本のレギュラトリーサイエンスの礎をつくられた先生方で、規制のための科学のありかたについてよく話されていました。ただ学術論文などの業績とは違って、何に苦労しどのような思いでその仕事をされたのかといった経験は、時代とともに失われていくのだろうと思います。私にとって両先生から聞くお話の多くは「知らない昔のこと」でしたが、その私も勤続三〇年を超え、後進に託す時期を迎えようとしています。じつはこの本では、個人的な経験や思いについても多めに記述しました。それは学術書なら不要なものですが、食をめぐる問題は科学的事実だけでは決まらないことがしばしばあり、規制や基準にはその当時の人々の営みが色濃く反映されていると思うからです。もちろん私の経験はきわめて限られたものでしかなく、別の立場からはまた違った風景が見えるのかもしれません。そのあたりは、事実と意見を区別して読んでいただければ幸いです。

なおイラストは畝山瑞穂さんに描いていただきました。

この本を企画提案していただき、出版までお世話になった株式会社化学同人の津留貴彰さんに感謝いたします。

二〇二〇年四月

畝山　智香子

巻末注

＊引用したURLは2020年3月時点のものであり変更される可能性があります．

【第1章】

（1）2020年3月時点では，文言が変更されている．くら寿司株式会社，企業理念．http://www.kura-corpo.co.jp/company/company/philosophy.php

（2）うさぎ追いし—山際勝三郎物語．http://usagioishi.jp/

（3）Rao, G. N., Haseman, J. K. & Grumbein, S. Growth, Body Weight, Survival, and Tumor Trends in F344/N Rats during an Eleven-Year Period, *Toxicologic Pathology*, **18**(1), 61-70 (1990); Rao, G. N., Haseman, J. K. & Grumbein, S. Growth, Body Weight, Survival, and Tumor Trends in (C57BL/6 X C3H/HeN) F1 (B6C3F1) Mice during a Nine-Year Period, *Toxicologic Pathology*, **18**(1), 71-77 (1990).

（4）Seilkop, S. K. The Effect of Body Weight on Tumor Incidence and Carcinogenicity Testing in B6C3F1 Mice and F344 Rats. *Toxicol Sci*., **24**(2), 247-259 (1995).

（5）畝山智香子『ほんとうの「食の安全」を考える—ゼロリスクという幻想（DOJIN選書28）』化学同人（2009）．

（6）Ames, B. N., Profet, M. & Gold, L. S. Dietary pesticides (99.99% allnatural), *Proc. Nad. Acad. Sci. USA*, **87**, 7777-7781 (1990).

（7）Ames, B. N. & Gold, L. S. Paracelsus to parascience: the environmental cancer distraction, *Mutation Research*, **447**, 3-13 (2000).

（8）Ames, B. N. & Gold, L. S. Pesticides risk and apple sauce. *Science*, **244**, 755-757 (1989).

（9）菊池康基，医薬品の遺伝毒性試験の黎明期　その3　AF-2物語．http://www.es-support.co.jp/ikkouan6.html

（10）蟹澤成好，安全性を考える—秦野研究所ならびに安全性試験の今後への若干の提言と共に—，秦野研究所年報，Vol. 33（2010）．http://www.fdsc.or.jp/AnnualReport/AR33/AR33_2_kanisawa.pdf

（11）Takayama, S., Sieber, S.M., Adamson, R.H., Thorgeirsson, U.P., Dalgard, D.W., Arnold, L.L., Cano, M., Eklund, S. & Cohen, S.M. Long-term

feeding of sodium saccharin to nonhuman primates: implications for urinary tract cancer. *Journal of the National Cancer Institute*, **90**(1), January 7 (1998).
(12) acceptable daily intake. 食品の生産過程で意図的に使用する物質（食品添加物など），または使用した結果食品に含まれる可能性のある物質（残留農薬など）について，ヒトが一生涯にわたって毎日摂取し続けても，健康への悪影響がないと考えられる 1 日当たりの物質の摂取量のこと．体重 1 kg 当たりの量で示される（mg/kg 体重/日）.
(13) Opinion of the Scientific Committee on Food on the safety of the presence of safrole (1-allyl-3,4-methylene dioxy benzene) in flavourings and other food ingredients with flavouring properties. https://ec.europa.eu/food/sites/food/files/safety/docs/fs_food-improvement-agents_flavourings-out116.pdf
(14) European Commission, Food Improvement Agents. https://ec.europa.eu/food/safety/food_improvement_agents_en
(15) European Commission, Food Improvement Agents, Database. https://ec.europa.eu/food/safety/food_improvement_agents/additives/database_en
(16) EFSA, New food enzyme exposure tool paves the way for evaluations. http://www.efsa.europa.eu/en/press/news/170510
(17) FEMA, FEMA GRAS Program. https://www.femaflavor.org/gras
(18) FDA, FDA Issues Final Rule on Food Ingredients that May Be "Generally Recognized as Safe", August 12 2016. https://www.fda.gov/Food/NewsEvents/ConstituentUpdates/ucm516332.htm
(19) 厚生労働省，食品添加物. http://www.mhlw.go.jp/stf/seisakunitsuite/bunya/kenkou_iryou/shokuhin/syokuten/
(20) FDA, Guidance: Regulation of Intentionally Altered Genomic DNA in Animals. https://www.federalregister.gov/documents/2017/01/19/2017-00839/guidance-regulation-of-intentionally-altered-genomic-dna-in-animals
(21) WHO, Food additives. http://www.who.int/mediacentre/factsheets/food-additives/en/
(22) 鈴木宣弘「TPP と『食の安全・安心』」『月刊 JA』2012 年 2 月号. http://www.ja-zenchu.websozai.jp/tpp/pdf/120410_06.pdf?dl=true

(23) 清水徹朗，TPP と食品安全性—制度化される規制改革と懸念される食品リスク増大—．https://www.nochuri.co.jp/report/pdf/n1604re1.pdf
(24) 西島基弘，食の安全を考える～食品添加物は危険？～．http://www.city.saitama.jp/002/002/010/005/002/p018570_d/fil/H28-2siryou.pdf
(25) TOSS ランド，食品添加物について考えよう．https://land.toss-online.com/lesson/aarovilnc3tihttb；食品添加物と上手に付き合おう．https://land.toss-online.com/lesson/aaou7cefamih7lff；食品添加物に関する授業．https://land.toss-online.com/lesson/aar3iisiydjvygan
(26) 安部司『食品の裏側』東洋経済新報社（2005），p. 60.
(27) endpoint．有害影響を評価するための指標となる，観察または測定可能な生物学的事象．
(28) median lethal dose, lethal dose 50, 50% lethal dose．化学物質の急性毒性の指標で，実験動物集団に経口投与などにより投与した場合に，統計学的に，ある日数のうちに半数（50%）を死亡させると推定される量〔通常は物質量（mg/kg 体重）で示す〕のこと．LD_{50} の値が小さいほど致死毒性が強いことを示す．
(29) Morse, J. M. D. & Malloy W. X. Esophageal obstruction caused by Cal-Ban. *Gastroenterology*, **98**, 805（1990）.
(30) 厚生労働省，鳳凰製薬（株）が販売した「鳳凰軽身痩」について　平成15年9月26日．http://www.mhlw.go.jp/topics/bukyoku/iyaku/syokuten/030929/
(31) 国立健康・栄養研究所，「にがり」と「痩身効果」について．https://hfnet.nibiohn.go.jp/contents/detail170.html（2004年7月23閲覧）
(32) 坂井健太郎ほか「にがり大量飲用による高マグネシウム血症，高カルシウム血症から心肺停止に至り集学的治療で救命し得た1例」『日本透析医学会雑誌』**51**(4)，283-288（2018）.
(33) 欧米ではすりつぶした肉も鉄の摂取源として，離乳早期から推奨される場合が増えているようである．
(34) ある有害影響の発現率（発生頻度）またはある生物学的な影響に関する測定値について，バックグラウンド反応に比して一定の反応量の変化（BMR：benchmark response）をもたらす化学物質などの暴露量をベンチマーク用量（BMD：benchmark dose）という．BMD の信頼区間の下限値

をベンチマーク用量信頼下限値（BMDL：benchmark dose lower confidence limit）と呼び，通常，BMDの90%信頼区間（片側信頼区間としては95%信頼区間）の下限値がBMDLとして用いられる．

【第2章】

（1）WHO, Salt reduction 30 June 2016. http://www.who.int/en/news-room/fact-sheets/detail/salt-reduction

（2）Appel L. J. et al. The importance of population-wide sodium reduction as a means to prevent cardiovascular disease and stroke: a call to action from the American Heart Association. *Circulation*, **123**, 1138-1143 (2011).

（3）The National Academies Press, Sodium Intake in Populations Assessment of Evidence (2013). https://www.nap.edu/catalog/18311/sodium-intake-in-populations-assessment-of-evidence

（4）FDA, FDA Issues Draft Guidance to Industry for Voluntarily Reducing Sodium, June 1, 2016. http://www.fda.gov/Food/NewsEvents/ConstituentUpdates/ucm504264.htm

（5）厚生労働省，「日本人の食事摂取基準（2020年版）」策定検討会報告書. https://www.mhlw.go.jp/stf/newpage_08517.html

（6）日本高血圧学会減塩委員会，高血圧の予防のためにも食塩制限を―日本高血圧学会減塩委員会よりの提言（2012年7月：2016年6月修正）. http://www.jpnsh.jp/com_salt.html

　なお，食事摂取基準2020年版では，「高血圧及び慢性腎臓病（CKD）の重症化予防を目的とした量として，新たに6 g/日未満と設定」としている．

（7）厚生労働省，日本人の食事摂取基準（2020年版），ミネラル．https://www.mhlw.go.jp/content/10904750/000586565.pdf

（8）消費者庁，栄養成分表示検討会報告書の公表．http://warp.da.ndl.go.jp/info:ndljp/pid/10370075/www.caa.go.jp/foods/pdf/syokuhin683.pdf

（9）Fiolet, T. et al. Consumption of ultra-processed foods and cancer risk: results from NutriNet-Santé prospective cohort. *BMJ*, **360**, k322 (2018).

（10）森田満樹，超加工食品ってなに？　食べてはいけないの？. http://www.foocom.net/column/cons_load/17671/; 松永和紀，“危ない超加工食品”を鵜呑みにしてはいけない　からくりを国立衛研安全情報部長・畝山智香子

さんに聞く. http://wedge.ismedia.jp/articles/-/15924；産経新聞，超加工食品でがんリスク増大？ 因果関係不明，栄養はバランスが大事 2019年5月9日. https://www.sankei.com/premium/news/190509/prm1905090005-n1.html

(11) Monteiro, C. A. et al. The Food System Food classification. Public health NOVA. The star shines bright. *World Nutrition*, **7**(1-3), (2016).

(12) FAO, Dietary Guidelines for the Brazilian Population. http://www.fao.org/nutrition/education/food-dietary-guidelines/regions/countries/Brazil/en

(13) Gibney, M. J., Forde, C. G., Mullally, D. & Gibney, E. R. Ultra-processed foods in human health: a critical appraisal. *The American Journal of Clinical Nutrition*, **106**(3), 717-724 (2017).

(14) Monteiro, C. A., Cannon, G., Moubarac, J. C., Levy, R. B., Louzada, M. L. C. & Jaime, P. C. Ultra-processing. An odd 'appraisal'. *Public Health Nutrition*, **21**(3), 497-501 (2018).

(15) たとえばBig Food targets Brazilian researcher, 19 de dezembro de 2017. https://outraspalavras.net/ojoioeotrigo/2017/12/ultra-attack-brazilian-researcher-targets-transnational-food/

【第3章】

(1) acute reference dose. ヒトの24時間，またはそれより短時間の経口摂取で，健康に悪影響を示さないと推定される体重1 kg当たりの摂取量のこと. 食品や飲料水を介して農薬などの化学物質のヒトへの急性影響を考慮するために設定される.

(2) European Commission, Fipronil incident: a high-level meeting on the follow-up to the Fipronil incident was held in Brussels. 26 September 2017. https://ec.europa.eu/food/safety/rasff/fipronil-incident_en

(3) Reich, H. & Triacchini, G. A. Occurrence of residues of fipronil and other acaricides in chicken eggs and poultry muscle/fat. *EFSA Journal*, **16**(5), 5164 (2018).

(4) 農林水産省，無登録農薬問題について. http://www.maff.go.jp/j/nouyaku/n_sizai/mutoroku_mondai.html

(5) 農林水産省，有機畜産物の日本農林規格. https://www.maff.go.jp/j/

kokuji_tuti/kokuji/k0001416.html
（6）van Krimpen, M. M. et al. How to fulfill EU requirements to feed organic laying hens 100% organic ingredients. *J. Appl. Poult. Res.*, 25, 129-138 (2016).
（7）Morris, C. A. USDA Graded Cage-Free Eggs: All They're Cracked Up To Be, September 13, 2016. http://blogs.usda.gov/2016/09/13/usda-graded-cage-free-eggs-all-theyre-cracked-up-to-be/
（8）Costard, S., Espejo, L., Groenendaal, H. et al. Outbreak-Related Disease Burden Associated with Consumption of Unpasteurized Cow's Milk and Cheese, United States, 2009-2014, *Emerging Infectious Diseases*, 23(6) 957-964 (2017).
（9）FSA, Summary of discussions at FSA Board meeting 14 March 2018, 14 March 2018. https://www.food.gov.uk/news-alerts/news/summary-of-discussions-at-fsa-board-meeting-14-march-2018
（10）厚生労働省，妊産婦の方への情報提供　これからママになるあなたへ. http://www.mhlw.go.jp/topics/syokuchu/06.html
（11）食品安全委員会，お母さんになるあなたへ. http://www.fsc.go.jp/sonota/maternity/maternity.pdf
（12）消費者庁，子ども安全メール，Twitter のご紹介. http://www.caa.go.jp/kodomo/mail/index.php
（13）Finnish Food Authority, General Instructions On Safe Use Of Foodstuffs, Updated January 2019. https://www.ruokavirasto.fi/globalassets/henkiloasiakkaat/tietoa-elintarvikkeista/turvallisen-kayton-ohjeet/18.10.ruokavirasto-taulukko1eng_saavutettava.pdf

【第 4 章】

（1）WHO, What national and subnational interventions and policies based on Mediterranean and Nordic diets are recommended or implemented in the WHO European Region, and is there evidence of effectiveness in reducing noncommunicable diseases? (2018). http://www.euro.who.int/en/publications/abstracts/what-national-and-subnational-interventions-and-policies-based-on-mediterranean-and-nordic-diets-are-recommended-or-

implemented-in-the-who-european-region,-and-is-there-evidence-of-effectiveness-in-reducing-noncommunicable-diseases-2018

（2）Menotti, A. et al. Food intake patterns and 25-year mortality from coronary heart disease: Cross-cultural correlations in the Seven Countries Study. *European Journal of Epidemiology*, **15**, 507–515 (1999); Menotti, A. et al. Cardiovascular risk factors as determinants of 25-year all-cause mortality in the seven countries study. *European Journal of Epidemiology*, **17**, 337–346 (2001).

（3）農林水産省,「和食」がユネスコ無形文化遺産に登録されました！ http://www.maff.go.jp/j/keikaku/syokubunka/ich/

（4）外務省,「WASHOKU - Try Japan's Good Food 事業」日本各地の食材を世界へ紹介！ https://www.mofa.go.jp/mofaj/annai/zaigai/washoku/index.html

（5）農林水産省, 日本の伝統的食文化としての和食. http://www.maff.go.jp/j/keikaku/syokubunka/culture/wasyoku.html

（6）Egebjerg, M. M. et al., Are wild and cultivated flowers served in restaurants or sold by local producers in Denmark safe for the consumer? *Food and Chemical Toxicology*, **120**, 129–142 (2018).

（7）Lorchel, L. False morel fungi. https://www.ruokavirasto.fi/globalassets/tietoa-meista/julkaisut/esitteet/elintarvikkeet/false_morel_fungi.pdf

（8）Shrivastava, A. et al. Outbreaks of Unexplained Neurologic Illness — Muzaffarpur, India, 2013–2014. *MMWR*, **64**(**03**), 49–53 (2015).

（9）Shrivastava, A. et al. Association of acute toxic encephalopathy with litchi consumption in an outbreak in Muzaffarpur, India, 2014: a case-control study. *Lancet Glob. Health*, **5**(**4**), e458-e466 (2017).

（10）2019年にも，インドのムザファルプルで子どもたちの死亡が100人を超えたと報道されている．真の原因は貧困であると現地の小児科医が語っているという記事が出ていたが，年々発展を続けているインド経済ではあっても，その恩恵が広く行き渡るまでまだまだ時間がかかるのかもしれない．

【第5章】

（1）農林水産省,「和食」がユネスコ無形文化遺産に登録されました！ http://

www.maff.go.jp/j/keikaku/syokubunka/ich/

（2）株式会社枕崎フランス鰹節，設立について．http://mfk-katsuobushi.com/ja/history

（3）漆山哲生，吉野麻美，山田友紀子，魚節に含まれている多環芳香族炭化水素のだしへの浸出．http://www.maff.go.jp/j/syouan/seisaku/papers_posters/pdf/107th_eisei2.pdf

（4）EU に食品を輸出することは，一企業や生産団体で取り組むには比較的ハードルが高いだろう．とくに水産物や家畜由来食品は植物由来食品に比べると，もともとリスクの高い食品であり，そのリスクを管理するための制度があってそれがきちんと運用されている必要がある．EU は食品を輸入する可能性のある国や地域には査察を行っており，日本も何度か査察団を受け容れている．水産物については 1990 年代，2005 年，2010 年に査察を受け，その報告書が EU のウェブサイトに公開されている〔2005 年：Fishery products, live fish, their eggs and gamettes, follow up to report 3422/2001 for bivalve mussels（http://ec.europa.eu/food/audits-analysis/audit_reports/details.cfm?rep_id=1462），2010 年：Fishery products, live bivalve molluscs and fish oil（http://ec.europa.eu/food/audits-analysis/audit_reports/details.cfm?rep_id=2425）．いずれも日本の水産物の衛生管理にはまだ改善すべきところがあり，その時点では EU 基準を満たしていないと判断されている．

水産物については 2010 年以降更新がなくその後の状況は不明だが，畜産物については 2017 年 10 月に査察を受けている．その報告が 2017 年に二つ公開されている．

- EU への輸出向け動物由来食品の製造を統括するために運用されている管理システムの評価（http://ec.europa.eu/food/audits-analysis/audit_reports/details.cfm?rep_id=3945）
- EU への輸出向け家畜豚肉，家禽肉，鶏卵ならびに鶏卵製品，および牛乳ならびに乳製品を生産するうえで実施されている動物健康管理の評価（http://ec.europa.eu/food/audits-analysis/audit_reports/details.cfm?rep_id=3948）

これらは日本が欧州へ家畜豚の肉，家禽肉，鶏卵ならびに鶏卵製品，および牛乳ならびに乳製品の輸出許可を求めたために行われた査察で，安全

を確保するシステム（制度）と実際の運用状況とを評価したものである．その概要に記載されている結論部分には「日本は，今回の査察対象の農産品に関する EU への輸出要件を満たすことを目的としたシステムについて，初期の計画段階にあり，目下のところ，それらの農産品の輸出承認に必要な保証を提供できる段階にはない」と記載されている．つまり，まだまだこれからであり当分 EU に輸出することはできそうにない，ということである．報告書には数々の具体的欠点が指摘され，改善案が列挙されているが，それらを満たすためには専門家の育成と国や地方公共団体のシステム整備や権限強化が不可欠である．専門職を育てるための大学の課程の強化（この場合はとくに獣医師）と安全を担当する専門職公務員の増員が必要だが，どちらも改善の見込みはあまりない．日本は安全性が確保できないから輸出できないと EU から判断されているということを，日本の一般的消費者は知らないのではないか．そして EU に輸出できている中国やほかの途上国が日本より劣っているかのような報道に満足していないだろうか．こうした歪んだ認識が，最新の設備を備えた豊洲市場を危険だと主張し，衛生水準で劣る築地市場をブランドとしていつまでも称賛していることにも反映されている．食品の安全性は日々向上するのが当然の世界では，「昔ながらのやり方」は必ずしもよいことではない．常に進歩しなければ世界に置いていかれるということを肝に銘じ，国全体で制度の更新や新しい技術の導入を継続的に行っていかなければ，小規模業者が国際流通できる水準に到達し維持するのは難しいのである．

（5）株式会社農心ジャパン，弊社が日本で販売する「ノグリラーメン」の安全性について．https://www.nongshim.co.jp/whatsnew/121025.html

（6）食品安全委員会，台湾行政院衛生署，ベンゾピレン検出と報道された製品について，リスクはないため回収の必要はないと説明．http://www.fsc.go.jp/fsciis/foodSafetyMaterial/show/syu03710050361

（7）農林水産省，台湾による日本産食品の輸入規制について．http://www.maff.go.jp/j/export/e_shoumei/other/taiwan_kisei.html；池上寛，台湾における日本産食品の輸入緩和と混乱（現地リポート）．http://hdl.handle.net/2344/00049214；蘋果日報（Apple Daily）は 2018 年 6 月 5 日，台湾において市販の日本産茶葉 2 検体から放射性物質が検出されたと報じた（https://tw.appledaily.com/headline/daily/20180605/38035126）．緑色消費

者基金とApple Dailyは4月から5月にかけて，台北市において日本から輸入された食品（茶葉・米・小麦粉・粉ミルク・昆布・ワカメ・ロングライフミルクなど）13検体を購入し，原子力委員会放射性物質検査センターに検査を依頼した．セシウム134，セシウム137，ヨウ素131，カリウム40といった核種について検査が行われた結果，新光三越で購入した静岡茶2検体からセシウム137がそれぞれ1.09 Bq/kg，2.03 Bq/kg検出された．緑色消費者基金の事務局長は，「今回，市販製品から放射性物質が検出されたということは，放射性物質に汚染された危険な日本産食品が台湾に入ってくる恐れがいまだにあることを示している」とコメントした．

（8）しんぶん赤旗，食の安全91％が無検査輸入　斉藤氏，監視員増求める 2016年4月21日．https://www.jcp.or.jp/akahata/aik16/2016-04-21/2016042102_02_1.html

（9）Center for Food Safety, Prepackaged chocolate not in compliance with nutrition label rules. http://www.cfs.gov.hk/english/unsat_samples/20180531_6941.html

（10）Center for Food Safety, Prepackaged chocolate not in compliance with nutrition label rules. http://www.cfs.gov.hk/english/unsat_samples/20180517_6922.html

（11）Center for Food Safety, Prepackaged chocolate not in compliance with nutrition label rules. http://www.cfs.gov.hk/english/unsat_samples/20180508_6910.html

（12）Center for Food Safety, Boxed raisins not in compliance with nutrition label rules. http://www.cfs.gov.hk/english/unsat_samples/20180508_6909.html

（13）Center for Food Safety, Boxed macaroni sample not in compliance with nutrition label rules. https://www.cfs.gov.hk/english/unsat_samples/20180411_6869.html

（14）Center for Food Safety, Sample of prepackaged candy not in compliance with nutrition label rule. http://www.cfs.gov.hk/english/unsat_samples/20180319_6844.html

（15）Center for Food Safety, Bottled honey sample not in compliance with nutrition label rule. http://www.cfs.gov.hk/english/unsat_samples/2018

0315_6838.html
(16) Center for Food Safety, Bottled coconut cooking oil sample not in compliance with nutrition label rules. http://www.cfs.gov.hk/english/unsat_samples/20180209_6775.html
(17) Center for Food Safety, Sample of boxed salted eggs not in compliance with nutrition label rule. http://www.cfs.gov.hk/english/unsat_samples/20180129_6743.html
(18) 消費者庁, 栄養成分表示及び栄養強調表示とは. http://www.caa.go.jp/policies/policy/food_labeling/health_promotion/pdf/health_promotion_170901_0001.pdf
(19) 消費者庁, 特別用途食品. http://www.caa.go.jp/policies/policy/food_labeling/health_promotion/pdf/syokuhin88.pdf : 厚生労働省, 母乳及び乳児用調製粉乳の成分組成と表示の許可基準. http://www.mhlw.go.jp/file/05-Shingikai-10901000-Kenkoukyoku-Soumuka/0000041888.pdf

【第 6 章】

(1) NHS, Caffeine and pregnancy, Tuesday November 4 2008. https://www.nhs.uk/news/pregnancy-and-child/caffeine-and-pregnancy/
(2) Landa, M. M. Tragic Deaths Highlight the Dangers of Powdered Pure Caffeine. December 16, 2014. http://blogs.fda.gov/fdavoice/index.php/2014/12/tragic-deaths-highlight-the-dangers-of-powdered-pure-caffeine/
(3) FDA, Pure and Highly Concentrated Caffeine. https://www.fda.gov/food/dietary-supplement-products-ingredients/pure-and-highly-concentrated-caffeine
(4) FDA, FDA Warning Letters issued to four makers of caffeinated alcoholic beverages Nov. 17, 2010. http://www.fda.gov/NewsEvents/Newsroom/PressAnnouncements/ucm234109.htm
(5) European Parliament, Report on the food crisis, fraud in the food chain and the control thereof. http://www.europarl.europa.eu/sides/getDoc.do?pubRef=-//EP//NONSGML+REPORT+A7-2013-0434+0+DOC+PDF+V0//EN
(6) International Olive Council, Trade Standard Applying To Olive Oils And

Olive-Pomace Oil. https://static.oliveoiltimes.com/library/ioc-olive-oil-standard.pdf
（7） EUROPOL, Largest-ever seizures of fake food and drink in INTERPOL-Europol operation. 30 March 2016. https://www.europol.europa.eu/newsroom/news/largest-ever-seizures-of-fake-food-and-drink-in-interpol-europol-operation
（8） OCEANA, Seafood fraud: Stopping Bait and Switch. https://oceana.org/our-campaigns/seafood_fraud/campaign
（9） OCEANA, 2016: The Global Reach of Seafood Fraud. https://oceana.org/2016-global-reach-seafood-fraud
（10） Book on Detect Adulteration with Rapid Test. (Uploaded on: 27.04.2017). http://www.fssai.gov.in/dam/jcr:5cdbbca9-c5c6-4b02-bc7b-f1b97042fb01/DART_Book_27_04_2017.pdf
（11） Interim Report dated 13th Nov. 2018 regarding National Milk Safety and Quality Survey, 2018. (Uploaded on: 27.11.2018). https://fssai.gov.in/dam/jcr:4dee4fbb-21eb-4d21-9900-a8c09640a730/Interim_Report_Milk_Survey_27_11_2018.pdf
（12） 消費者庁，食品表示法の概要. http://www.caa.go.jp/policies/policy/food_labeling/food_labeling_act/pdf/130621_gaiyo.pdf
（13） Labelling Logic: Review of Food Labelling Law and Policy (2011). https://webarchive.nla.gov.au/awa/20160105004009/http://www.foodlabellingreview.gov.au/internet/foodlabelling/publishing.nsf/content/48C0548D80E715BCCA257825001E5DC0/$File/Labelling%20Logic_2011.pdf
（14） FDA, Gluten-Free Labeling of Foods. https://www.fda.gov/Food/GuidanceRegulation/GuidanceDocumentsRegulatoryInformation/Allergens/ucm362510.htm

【第7章】

（1） European Commission, EU Register of nutrition and health claims made on foods. http://ec.europa.eu/food/safety/labelling_nutrition/claims/register/public/?event=register.home
（2） Besselink, M. G. et al. Probiotic prophylaxis in predicted severe acute

pancreatitis: a randomised, double-blind, placebo-controlled trial. *Lancet*, **371(9613)**, 651-659 (2008).
(3) Vallabhaneni, S. et al. Notes from the Field: Fatal Gastrointestinal Mucormycosis in a Premature Infant Associated with a Contaminated Dietary Supplement — Connecticut, 2014. *MMWR*, **64(06)**, 155-156 (2015).
(4) VKM, Health risk assessment of a food supplement containing *Lactobacillus reuteri* Protectis®. VKM Report 2016: 02. https://vkm.no/download/18.773639b215c8657f2a497011/1498136484282/bafe477963.pdf
(5) Suez, J. et al. Post-Antibiotic Gut Mucosal Microbiome Reconstitution Is Impaired by Probiotics and Improved by Autologous FMT. *Cell*, **174**, 1406-1423 (2018).
(6) FDA, Statement from FDA Commissioner Scott Gottlieb, M. D., on advancing the science and regulation of live microbiome-based products used to prevent, treat, or cure diseases in humans August 16, 2018. https://www.fda.gov/NewsEvents/Newsroom/PressAnnouncements/ucm617168.htm
(7) Science, Special Issue: Insights of the Decade. http://www.sciencemag.org/site/special/insights2010
(8) Buschman, H. Big Data from World's Largest Citizen Science Microbiome Project Serves Food for Thought, May 15, 2018. https://health.ucsd.edu/news/releases/Pages/2018-05-15-big-data-from-worlds-largest-citizen-science-microbiome-project-serves-food-for-thought.aspx
(9) コクランライブラリー（日本語サイト）. https://www.cochrane.org/ja/evidence
(10) Merenstein, D. et al. Use of a fermented dairy probiotic drink containing *Lactobacillus casei* (DN-114 001) to decrease the rate of illness in kids: the DRINK study A patient-oriented, double-blind, cluster-randomized, placebo-controlled, clinical trial. *Eur. J. Clin. Nutr.*, **64(7)**, 669-677 (2010).
(11) Schnadower, D. et al. *Lactobacillus rhamnosus* GG versus Placebo for Acute Gastroenteritis in Children. *N. Engl. J. Med.*, **379**, 2002-2014 (2018); Freedman, S. B. et al. Multicenter Trial of a Combination Probiotic for Children with Gastroenteritis. *N. Engl. J. Med.*, **379**, 2015-2026 (2018).

(12) 株式会社ヤクルト,「ヤクルト」発売 80 年の歴史. https://www.yakult.co.jp/eighty_anniv/history_yakult/index.html
(13) 株式会社ヤクルト, サイエンスレポート. https://www.yakult.co.jp/institute/report/index.html
(14) たとえば, ニュース和歌山, 梅干し やせる効果あり!? 和歌山県立医科大学 宇都宮准教授 レシピ満載の本監修. http://www.nwn.jp/news/20170121_13a/ など.
(15) 詫摩雅子, チョコで脳の若返り? 大いに疑問な予備実験での記者会見, 2017/2/1. https://news.yahoo.co.jp/byline/takumamasako/20170201-00067091/; 内閣府, 山川 PM プログラムの BHQ 問題について, 平成 30 年 3 月 8 日. https://www8.cao.go.jp/cstp/sentan/kakushintekikenkyu/yusikisha_38/siryo1.pdf
(16) 産業技術総合研究所, 乳酸菌 K15 のヒト細胞における IgA 産生増強メカニズムを解明. https://www.aist.go.jp/aist_j/press_release/pr2018/pr20180315/pr20180315.html

【第 8 章】

(1) EFSA, Europeans on today's food issues: new EU-wide survey comes out on first World Food Safety Day, 7 June 2019. https://www.efsa.europa.eu/en/press/news/190607
(2) RIVM, What is on our plate? Safe, healthy and sustainable diets in the Netherlands, RIVM Report 2017-0024. http://www.rivm.nl/en/Documents_and_publications/Common_and_Present/Newsmessages/2017
(3) 食品安全委員会, 第 25 回企画等専門調査会, 資料 2 の参考 4 : 情報発信, 意見交換会等の現状. https://www.fsc.go.jp/fsciis/meetingMaterial/show/kai20181121ki1
(4) 消費者庁, 食品添加物表示制度に関する検討会. https://www.caa.go.jp/policies/policy/food_labeling/other/review_meeting_012/
(5) 一般社団法人日本パン工業会,「イーストフード, 乳化剤不使用」等の強調表示の自粛に関するお知らせ. https://www.pankougyokai.or.jp/information/yeastfood.html
(6) 国立感染症研究所, 病原微生物検出情報. https://www.niid.go.jp/niid/ja/

iasr/510-surveillance/iasr/graphs/1524-iasrgb.html
（7）WHO, Ten threats to global health in 2019. https://www.who.int/emergencies/ten-threats-to-global-health-in-2019

畝山智香子（うねやま・ちかこ）

宮城県生まれ。東北大学大学院薬学研究科博士課程前期2年の課程を修了。薬学博士。現在、国立医薬品食品衛生研究所安全情報部長。

専門は薬理学、生化学。

著書に『ほんとうの「食の安全」を考える』（化学同人）などがある。

「食品安全情報 blog2」（https://uneyama.hatenablog.com/）では、食品や健康などに関する国内外の情報を紹介している。

DOJIN 選書　083

食品添加物《しょくひんてんかぶつ》はなぜ嫌《きら》われるのか

食品情報《しょくひんじょうほう》を「正《ただ》しく」読《よ》み解《と》くリテラシー

第1版　第1刷　2020年 6 月 10 日
　　　　第4刷　2024年 7 月 10 日

検印廃止

著　　者　畝山 智香子
発 行 者　曽根 良介
発 行 所　株式会社化学同人
600 - 8074　京都市下京区仏光寺通柳馬場西入ル
編　集　部　TEL：075-352-3711　FAX：075-352-0371
企画販売部　TEL：075-352-3373　FAX：075-351-8301
振替　01010-7-5702
https://www.kagakudojin.co.jp　webmaster@kagakudojin.co.jp
装　　幀　BAUMDORF・木村 由久
印刷・製本　創栄図書印刷株式会社

ISBN978-4-7598-1683-9

DOJIN選書・好評既刊

生物多様性の謎に迫る
——「種分化」からさぐる新しい種の誕生のしくみ

寺井洋平

生物多様性の原動力「種分化」が起きる過程を、アフリカの湖に生息するシクリッドの研究を中心に紹介。野外調査の様子も交え、生物研究の魅力を大いに語る。

100年後の世界
——SF映画から考えるテクノロジーと社会の未来

鈴木貴之

私たちは、現在、そして未来のテクノロジーとどう付き合っていけばよいのだろうか。遺伝子操作、サイボーグ、人工知能などをめぐって展開される刺激的論考！

アリ！　なんであんたはそうなのか
——フェロモンで読み解くアリの生き方

尾崎まみこ

時にアリと会話し、時にアリ目線の自然に身を置き、脱線を繰り返しながら読み解く、アリの生き方。前代未聞のアリの本、誕生。

音楽療法はどれだけ有効か
——科学的根拠を検証する

佐藤正之

認知症や失語症、パーキンソン病など、さまざまな疾患への活用が期待される音楽療法。その効果と限界をエビデンスから見きわめる。

ドローンが拓く未来の空
——飛行のしくみを知り安全に利用する

鈴木真二

空の産業革命を拓くと期待されているドローン。この魅力的な機械を安全に使いこなすために、知っておくべきことは何か。ドローンが飛び交う未来の空への展望。

DOJIN選書・好評既刊

宇宙災害
——太陽と共に生きるということ

片岡龍峰

人工衛星の墜落、『明月記』に残された赤気の記録、さらには大量絶滅と天の川銀河の関係まで。最悪の宇宙環境を探る、時空を超えた旅へ。

植物たちの静かな戦い
——化学物質があやつる生存競争

藤井義晴

植物がつくり出す化学物質によって、周りの植物の生育を妨げたり、促進したりする現象、アレロパシー。その驚きの効果から、動けない植物の生存戦略を探る。

柔らかヒューマノイド
——ロボットが知能の謎を解き明かす

細田耕

ヒューマノイドによるドア開け、二足歩行、跳躍などから、身体の柔らかさと知能の関係を考察。仮説を立てては検証を繰り返すロボット研究の醍醐味を伝える。

気候を人工的に操作する
——地球温暖化に挑むジオエンジニアリング

水谷広

小惑星を砕いて宇宙にばらまく、火山を人工的に噴火させる、二酸化炭素を集める人工樹を植える……奇抜なアイデア目白押しのジオエンジニアリングの可能性と限界。

サイバーリスクの脅威に備える
——私たちに求められるセキュリティ三原則

松浦幹太

サイバー空間の安全と安心をいかに確保するか。加速するサイバー攻撃に、専門家と一般ユーザが協働して対抗する「防御者革命」というコンセプトから考える。